崇文館
家庭典藏

崇文国学经典
普及文库

本草纲目

（明）李时珍◎著
马美著◎校点

长江出版传媒
崇文书局

本草纲目

图书在版编目（CIP）数据

本草纲目 /（明）李时珍著；马美著校点.
—武汉 ：崇文书局，2017.1
（崇文国学经典普及文库）
ISBN 978-7-5403-4251-7
Ⅰ. ①本…
Ⅱ. ①李… ②马…
Ⅲ. ①《本草纲目》
Ⅳ. ① R281.3
中国版本图书馆 CIP 数据核字（2016）第 263738 号

出 品 人 潘启胜

统 筹 陈中琼
责任编辑 曾 咏 陈春阳
出版发行 长江出版传媒 | 崇文书局
地 址 武汉市雄楚大街 268 号 C 座 11 层
电 话 (027)87293001 邮政编码 430070
印 刷 中印南方印刷有限公司
开 本 889×1194 1/32
印 张 7.5
字 数 170 千字
版 次 2017 年 1 月第 1 版
印 次 2017 年 1 月第 1 次印刷
定 价 25.80 元
（如发现印装质量问题，影响阅读，请与承印厂调换）

总序

现代意义的“国学”概念，是在19世纪西学东渐的背景下，为了保存和弘扬中国优秀传统文化而提出来的。1935年，王缁尘在世界书局出版了《国学讲话》一书，第3页有这样一段说明：“庚子义和团一役以后，西洋势力益膨胀于中国，士人之研究西学者日益众，翻译西书者亦日益多，而哲学、伦理、政治诸说，皆异于旧有之学术。于是概称此种书籍曰‘新学’，而称固有之学术曰‘旧学’矣。另一方面，不屑以旧学之名称我固有之学术，于是有发行杂志，名之曰《国粹学报》，以与西来之学术相抗。‘国粹’之名随之而起。继则有识之士，以为中国固有之学术，未必尽为精粹也，于是将‘保存国粹’之称，改为‘整理国故’，研究此项学术者称为‘国故学’……”从“旧学”到“国故学”，再到“国学”，名称的改变意味着褒贬的不同，反映出身处内忧外患之中的近代诸多有识之士对中国优秀传统文化失落的忧思和希望民族振兴的宏大志愿。

从学术的角度看，国学的文献载体是经、史、子、集。崇文书局的这一套国学经典普及文库，就是从传统的经、史、子、集中精选出来的。属于经部的，如《诗经》《论语》《孟子》《周易》《大学》《中庸》《左传》；属于史部的，如《战国策》《史记》《三国志》《贞观政要》《资治通鉴》；属于子部的，如《道德经》《庄子》《孙子兵法》《鬼谷子》《世说新语》《颜氏家训》《容斋随笔》《本草纲目》《阅微草堂笔记》；属于集部的，如《楚辞》《唐诗三百首》《豪放词》《婉约词》《宋词三百首》《千家诗》《元曲三百首》《随园诗话》。这套书内容丰富，而分量适中。一个希望对中国优秀传统文化有所了解的人，读了这些书，一般说来，犯常识性错误的可能性就很小了。

崇文书局之所以出版这套国学经典普及文库，不只是为了普及国学常识，更重要的目的是，希望有助于国民素质的提高。在国学教育中，有一种倾向需要警惕，即把中国优秀的传统文化"博物馆化"。"博物馆化"是20世纪中叶美国学者列文森在《儒教中国及其现代命运》中提出的一个术语。列文森认为，中国传统文化在很多方面已经被博物馆化了。虽然中国传统的经典依然有人阅读，但这已不属于他们了。"不属于他们"的意思是说，这些东西没有生命力，在社会上没有起到提升我们生活品格的作用。很多人阅读古代经典，就像参观埃及文物一样。考古发掘出来的珍贵文物，和我们的生命没有多大的关系，和我们的生活没有多大关系，这就叫作博物馆化。"博物馆化"的国学经典是没有现实生命力的。要让国学经典恢复生命力，有效的方法是使之成为生活的一部分。崇文书局之所以强调普及，深意在此，期待读者在阅读这些经典时，努力用经典来指导自己的内外生活，努力做一个有高尚的人格境界的人。

国学经典的普及，既是当下国民教育的需要，也是中华民族健康发展的需要。章太炎曾指出，了解本民族文化的过程就是一个接受爱国主义教育的过程："仆以为民族主义如稼穑然，要以史籍所载人物制度、地理风俗之类为之灌溉，则蔚然以兴矣。不然，徒知主义之可贵，而不知民族之可爱，吾恐其渐就萎黄也。"（《答铁铮》）优秀的传统文化中，那些与维护民族的生存、发展和社会进步密切相关的思想、感情，构成了一个民族的核心价值观。我们经常表彰"中国的脊梁"，一个毋庸置疑的事实是，近代以前，"中国的脊梁"都是在传统的国学经典的熏陶下成长起来的。所以，读崇文书局的这一套国学经典普及读本，虽然不必正襟危坐，也不必总是花大块的时间，更不必像备考那样一字一句锱铢必较，但保持一种敬重的心态是完全必要的。

期待读者诸君喜欢这套书，期待读者诸君与这套书成为形影相随的朋友。

陈文新

（教育部长江学者特聘教授，武汉大学杰出教授）

前言

《本草纲目》是明代杰出医学家李时珍三十余年心血的结晶，也是我国几千年来药物学的总结。该书问世以来，成为中国古代药学史上内容最丰富的药学巨著，李时珍的伟大学术成就受到世界人民的尊崇，《本草纲目》被誉为“东方药学巨典”。

李时珍，字东璧，明代蕲州（今湖北蕲春）人。李时珍出身世医之家，从小立志研究药物，造福人民。他在数十年行医以及阅读古典医籍的过程中，发现古代药书中存在着不少错误，他决心重新编纂一部药物书籍。为此，他穷搜博采，读了大量参考书，并跋山涉水，足迹遍及大江南北。经过二十七年艰苦卓绝的努力和辛勤劳动，先后三易其稿，李时珍终于在六十一岁时完成了这部闻名中外的药物学巨著。

李时珍于 1578 年开始撰写《本草纲目》，成于 1593 年。全书共有一百九十多万字，记载了一千八百九十二种药物，分成六十类。其中三百七十四种是李时珍新增加的药物。绘图一千一百多幅，并附有一万一千多个药方。每种药物分列释名、集解、正误、修治、气味、主治、发明、附方等项。书中不仅考证了过去药学中的许多错误，也采用了相当科学的药物分类方法。《本草纲目》出版后立即引起了巨大的反响，成为医生们的必备书籍。人们到处传播它，从17世纪起《本草纲目》陆续被译成日、德、英、法、俄等五国文字。

《本草纲目》内容丰富，知识广博，不仅对古代人民的医疗、保健有很大的影响，对现代人认识和了解药物，加强养生保健也有重要的指导作用。为此，我们从《本草纲目》中精选常见疾病治疗药方五十余种，常用药物两百余种，以期对读者有所帮助。我们在编选时坚持以下几个原则：一是通俗易懂。《本草纲目》虽是古代的药物学著作，但总体上来说比较好懂，为了便于广大读者阅读和理解，我们尽量编选其中的精华和好懂的部分。二是尽量保持原貌。《本草纲目》是作者在长期实践中得来的，大部分经得起历史的检验，因此我们尽量保持该书的原貌，不断章取义，不损害原书的价值。三是经济实用。我们所选的力求是常见的药物、药材，能够让读者方便取用。

需要说明的是，因为是通俗节选本，更注重药材选用的便利性和实用性，故仅供家庭护理和一般读者参考，切不可作医学专用。同时，由于编选者水平所限，肯定会存在一些缺点和错误，恳请读者批评指正。

一、本草百病主治

目录

二、草部

三、谷 菜部

四、果 木部

五、虫 鳞 介 禽 兽部

目录

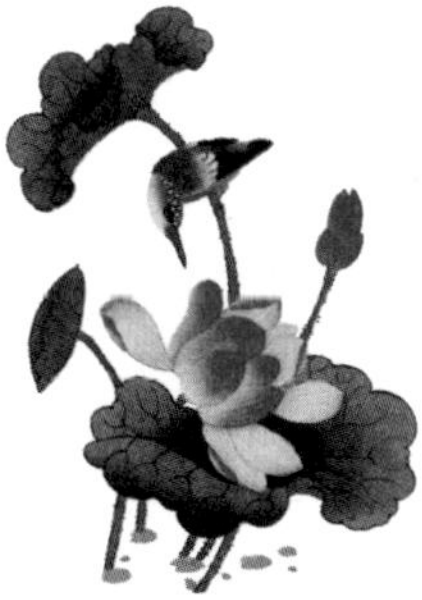

一、本草百病主治

诸风

（有中脏，中腑，中经，中气，痰厥，痛风，破伤风，麻痹。）

【吹鼻】皂荚末　细辛末　半夏末　梁上尘　葱茎插鼻耳

【吐痰】藜芦或煎，或散。皂荚末酒服。食盐煎汤。人参芦或煎，或散。瓜蒂、赤小豆齑汁调服。莱菔子擂汁。常山末水煎。醋、蜜和服。胆矾末醋调灌。苦茗茶探吐。砒霜研末，汤服少许。橘红一斤，熬逆流水一碗服，乃吐痰圣药也。

【发散】麻黄发散贼风、风寒、风热、风湿，身热麻痹不仁。熬膏服之，治风病取汗。荆芥散风热，祛表邪，清头目，行瘀血。主贼风、顽痹、㖞斜。同薄荷熬膏服，治偏风。研末，童尿、酒服，治产后中风，神效。薄荷治贼风，散风热风寒，利关节，发毒汗，为小儿风涎要药。葛根发散肌表风寒风热，止渴。葱白散风寒风热风湿，身痛。生姜散风寒风湿。黄荆根治肢体诸风、心风、头风，解肌发汗。

【风寒风湿】石菖蒲浸酒服，治三十六风，一十二痹，主骨痿。丸服，治中风湿痹，不能屈伸。白术逐风湿，舌本强，消痰益胃。苍术大风㾓痹，筋骨软弱，散风除湿解郁。汁酿酒，治一切风湿筋骨痛。附子　乌头　天雄并主风湿痰气麻痹，拘挛不遂，通经络，开气道，燥湿痰。大豆炒焦投酒中饮，主风痹瘫缓，口噤口㖞，破伤中风，产后风痉头风。煮食，治湿痹膝痛。醋蒸卧，治四肢挛缩。麦麸醋蒸，熨风湿痹痛。茄子腰脚风血积冷，筋挛痛，煎汁熬膏，入粟粉、麝香、朱砂，丸服。五加皮名追风使，治一切风湿，痿痹挛急，宜酿酒。皂荚通关节，搜肝风，泻肝气。

【风热湿热】甘草泻火，利九窍百脉。黄芩　黄连　菊花　秦艽并治风热湿热。玄参　大青　苦参　白鲜皮　白头翁　白英　青葙子　败酱　桔梗并治风热。柴胡治湿痹拘挛，平肝胆三焦包络相火，少阳寒热必用之药。麦门冬清肺火，止烦热。绿豆浮风风疹。梨汁除风热不语。叶亦作煎。皂荚子疏导五脏风热。丸服，治腰脚风痛不能行。竹叶痰热，中风不语，烦热。

【痰气】天南星中风中气痰厥，不省人事，同木香煎服。诸风口噤，同苏叶、生姜煎服。半夏消痰除湿。痰厥中风，同甘草、防风煎服。前胡化痰热，下气散风。香附子心肺虚气客热，行肝气，升降诸气。煎汤浴风疹。藿香升降诸气。玄胡索除风治气，活血通经络。陈橘皮理气除湿痰。

【血滞】丹参除风邪留热，骨节痛，四肢不遂。破宿血，生新血。渍酒饮，治风毒足软，名奔马草。地榆汁酿酒，治风痹补脑。阿胶男女一切风病，骨节痛不随。醍醐酒服，治中风烦热。

【风虚】天麻主肝气不足，风虚内作，头晕目眩，麻痹不仁，语言不遂，为定风神药。黄芪风虚自汗。逐五脏恶血，泻阴火，去虚热。无汗则发，有汗则止。人参补元气，定魂魄，止烦躁，生津液，消痰。长松煮酒，治一切风虚。黄精补中，除风湿。列当煮酒，去风血，补腰肾。白及胃中邪气，风痱不收，补肺气。菟丝子补肝风虚，利腰脚。栗肾虚腰脚无力，日食十颗。栗楔，治筋骨风痛。松叶风痛脚痹，浸酒服，出汗。杜仲　海桐皮　山茱萸　枸杞子并主风虚，腰脚痛。冬青子浸酒，去风虚。

癫痫

（有风热、惊邪，皆兼虚与痰。）

【吐痰】瓜蒂　藜芦　乌头尖　附子尖　石胆　石绿并吐癫痫暗风痰涎。芭蕉油暗风痫疾，眩晕仆倒，饮之取吐。

【风热惊痰】羌活　防风　荆芥　薄荷　细辛　龙胆　防己　藁本　升麻　青黛　白鲜皮并主风热惊痫。百合　鸭跖草并主癫邪，狂叫身热。防葵癫痫狂走者，研末酒服。莨菪子癫狂风痫，浸酒煎丸服。甘遂心风癫痫，痰迷心窍，猪心煮食。黄连泄心肝火，去心窍恶血。附子暗风痫疾，同五灵脂末，猪心血丸服。茯神　琥珀　雷丸　莽草　蔓荆子　木兰皮并主风癫惊邪狂走。苦竹笋　竹叶　竹沥　天竹黄并主风热痰涎发癫狂痫疾。芦荟小儿癫痫。皂荚搜肝通肺，风痫五种，烧研，同苍耳、密陀僧丸服。

【风虚】人参消胸中痰，治惊痫。小儿风痫，同辰砂、蛤粉末，猪心血丸服。石菖蒲开心孔，通九窍，出音声。为末，猪心汤日服，治癫痫风疾。天麻小儿风痫，善惊失志。补肝定风。白雄鸡及脑癫邪狂妄。

卒厥

（有尸厥，气厥，火厥，痰厥，血厥，中恶，魇死，惊死。）

【外治】半夏　菖蒲　皂角　雄黄　梁上尘并主卒死尸厥魇死，客忤中恶，为末吹鼻。葱黄插入鼻中七八寸，及纳下部。薤汁　韭汁并灌鼻。醋鬼击卒死，灌少许入鼻。牛黄　麝香水服。人尿中恶不醒，尿其面上即苏。

【内治】女青诸卒死，捣末酒灌，立活。白薇妇人无故汗多，卒厥不省人事，名血厥。同当归、人参、甘草煎服。白鸭血　白犬血　猪心血、尾血并灌之。

伤寒热病

（寒乃标，热乃本。春为温，夏为热，秋为瘴，冬为寒，四时天行为疫疠。）

【发表】麻黄　羌活太阳、少阴。香薷四时伤寒不正之气，为末，热酒服，取汗。艾叶时气瘟疫，煎服取汗。苍耳叶发风寒头痛汗。天仙藤治伤寒，同麻黄发汗。牛蒡根捣汁服，发天行时疾汗。豆豉治数种伤寒，同葱白，发汗通关节。汗后不解，同盐吐之。胡麻煎酒，发汗。茗茶并发汗。胡桃同葱、姜擂茶服，发汗。皂荚伤寒初起，烧赤水服取汗。研汁和姜、蜜服，取汗。

【攻里】大黄阳明、太阴、少阴、厥阴，燥热满痢诸症。桃仁下淤血。巴豆寒热结胸。

【和解】柴胡少阳寒热诸症。伤寒余热，同甘草煎服。半夏　黄芩　芍药　牡丹　贝母　甘草并主寒热。白术　葳蕤　白微　白鲜皮　防风　防己并主风温、风湿。五味子咳嗽。苦参热病狂邪，不避水火，蜜丸服。龙胆草伤寒发狂，末服二钱。地黄温毒发斑，熬黑膏服。同薄荷汁服，主热瘴昏迷。芦根伤寒内热，时疾烦闷，煮汁服。黑大豆疫疠发肿，炒熟，同甘草煎服。豆豉伤寒头痛，寒热瘴气，及汗后不解，身热懊侬，同栀子煎服。余毒攻手足，煎酒服。暴痢，同薤白煎服。

【温经】人参伤寒厥逆发躁，脉沉，以半两煎汤，调牛胆南星末服。坏证不省人事，一两煎服，脉复即苏。夹阴伤寒，小腹痛，呕吐厥逆，脉伏，同姜、附煎服，即回阳。黑大豆阴毒，炒焦投酒热服，取汗。干姜阴毒，同附子用，补中有发。葱白阴毒，炒热熨脐。芥子阴毒，贴脐，发汗。吴茱萸阴毒，酒拌蒸熨足心。松节炒焦投酒服，治阴毒。石硫黄阴毒，二味为末，服三钱，取汗。硫黄同巴豆丸服，治阴阳二毒。

【食复劳复】麦门冬伤寒后小劳，复作发热。同甘草、竹叶、粳米煎服。胡黄连劳复，同栀子丸服。芦根劳复食复，煮汁服。饭伤寒多食，复作发热，烧末饮服。橘皮食复，水煎服。鳖甲食复劳复，烧研水服。

瘟疫

【辟禳】苍耳为末水服，辟恶邪，不染疫疾。白茅香　茅香　兰草并煎汤浴，辟疫气。松叶细切酒服，日三，能辟五年瘟。桃仁茱萸、青盐炒过，每嚼一二十枚，预辟瘴疠。三岁陈枣核中仁常服百邪不干。豉和白术浸酒常饮，除瘟疫病。蒜时气温病，捣汁服。　立春元旦，作五辛盘食，辟瘟疫。蔓菁立春后庚子日，饮汁，一年免时疾。

【瘴疠】金丝草　锦地罗　千金藤　伏鸡子根　解毒子　含水藤　千里及　肉豆蔻　苍术　葱　茖葱蒜　白菘　苦茄　豉　红麹　烧酒

暑

(有受暑中暍，受凉中暑。)

【中暑】香薷解暑利小便，有彻上彻下之功。夏月解表之药，能发越阳气，消散畜水。黄连酒煮丸服，主伏暑在心脾，发热吐泻痢渴诸病。木瓜　枇杷叶　赤茯苓　厚朴　猪苓并主伤暑有湿热诸病。桂心大解暑毒，同茯苓丸服。同蜜作渴水饮。雄黄暑毒在脾，湿气连脚，或吐或痛，或痢或疟，炼过丸服。

【泻火益元】甘草生泻火，熟补火，与参、芪同为泻火益气之药。麦门冬清肺金，降心火，止烦渴咳嗽。黄芩　知母泻肺火，滋肾水。苦茗同姜煎饮，或醋同饮，主伤暑泻痢。石南叶煎服解暑。乌梅生津止渴。西瓜　甜瓜　椰子浆解暑毒。

湿

(有风湿,寒湿,湿热。)

【风湿】羌独活　防风　细辛　麻黄　木贼　浮萍　藁本　蛇床子　黄芪　黄精　葳蕤　秦艽　菖蒲　漏芦　菊花　马先蒿　白蒿　旋覆　苍耳　薇衔　石龙芮　茵蓣　防己　茜根　忍冬　苏子　南星　土茯苓　龙常　葱白　薏苡　胡麻　大豆　秦椒　蔓椒　蜀椒红　柏实　松叶　沉香　龙脑　蔓荆　皂荚　枸杞　五加皮　桂枝　伏牛花　厚朴与苍术、橘皮同除湿病。

【寒湿】苍术除上中下三焦湿,发汗利小便,逐水功最大。湿气身重作痛,熬膏服。草乌头除风湿,燥脾胃,同苍术制煮作丸服。

【湿热】赤小豆　大豆黄卷　薏苡仁　旱芹丸服。干姜　生姜　酸枣　柳叶下湿热气。

火热

(有郁火,实火,虚火,气分热,血分热,五脏热,十二经热。)

【升散】柴胡平肝胆三焦包络相火,除肌热潮热,寒热往来,小儿骨热疳热,妇人产前、产后热。虚劳发热,同人参煎服。升麻解肌肉热,散郁火。葛根解阳明烦热,止渴散郁火。羌活散火郁发热。白芷散风寒身热,浴小儿热。

【泻火】黄连泻肝胆心脾火,退客热。黄芩泻肺及大肠火,肌肉骨蒸诸热。肺热如火燎,烦躁咳嗽引饮,一味煎服。胡黄连骨蒸劳热,小儿疳热,妇人胎蒸。秦艽阳明湿热,劳热潮热骨蒸。栀子心肺胃小肠火,解郁利小便。人屎大解五脏实热,骨蒸劳热。

【缓火】甘草生用，泻三焦五脏六腑火。黄芪泻阴火，补元气，去虚热。无汗则发，有汗则止。人参与黄芪、甘草三味，为益气泻火、除肌热燥热之圣药，甘温除大热也。麦门冬降心火，清肺热虚劳客热，止渴。五味子与人参、麦门冬三味，为清金滋水泻火、止渴止汗生脉之剂。天门冬肺劳风热，丸服。阴虚火动有痰热，同五味子丸服。妇人骨蒸，同生地黄丸服。葳蕤五劳七伤虚热。煎服，治发热口干小便少。白术除胃中热、肌热，止汗。妇人血虚发热，小儿脾虚骨蒸，同茯苓、甘草、芍药煎服。山药除烦热，凉而补。小麦客热烦渴，凉心。梨消痰降火，凉心肺。柿凉肺，压胃热。乌梅下气除热。

【滋阴】生地黄诸经血热，滋阴退阳。蜜丸服，治女人发热成劳。蜜煎服，治小儿壮热，烦渴昏沉。熟地黄血虚劳热，产后虚热，老人虚燥。同生地黄为末，姜汁糊丸，治妇人劳热。玄参治烦躁骨蒸，滋阴降火，与地黄同功。治胸中氤氲之气，无根之火，为圣剂。同大黄、黄连丸服，治三焦积热。丹参冷热劳，风邪留热。同鼠屎末服，主小儿中风，身热拘急。黄檗下焦湿热，滋阴降火。

诸气

（怒则气逆，喜则气散，悲则气消，恐则气下，惊则气乱，劳则气耗，思则气结，炅则气泄，寒则气收。）

【郁气】苍术消气块，解气郁。木香心腹一切滞气。和胃气，泄肺气，行肝气。凡气郁而不舒者，宜用之。冲脉为病，逆气里急。同补药则补，同泻药则泻。中气、竹沥、姜汁调灌。气胀，同诃子丸服。赤小豆缩气，散气。黄瓜菜通结气。杏仁下结气，同桂枝、橘皮、诃黎勒丸服。人尿一切气块，煎苦参酿酒饮。

【血气】当归气中之血。姜黄血中之气。

【冷气】艾叶心腹一切冷气恶气，捣汁服。附子升降诸气，煎汁入沉香服。乌头一切冷气，童尿浸，作丸服。肉豆蔻　草豆蔻　红豆蔻　高良姜　益智子

缩砂　补骨脂　胡芦巴并破冷气。白芥子腹中冷气，微炒为丸服。

痰饮

（痰有六：湿、热、风、寒、食、气也。饮有五：支、留、伏、溢、悬也。皆生于湿。）

【风寒湿郁】半夏行湿下气，湿去则涎燥，气下则痰降，乃痰饮主药。法制半夏可咀嚼。胸膈痰壅，姜汁作饼煎服。停痰冷饮，同橘皮煎服。中焦痰涎，同枯矾丸服。结痰不出，同桂心、草乌头丸服。支饮作呕，同生姜、茯苓煎服；风痰湿痰，清壶丸。风痰，辰砂化痰丸。气痰，三仙丸。惊痰，辰砂半夏丸。老人风痰，半夏消石丸。小儿痰热，同天南星入牛胆阴干丸服。白术消痰水，燥脾胃。心下有水，同泽泻煎服。五饮酒癖，同姜、桂丸服。薄荷小儿风涎要药。苏子治风顺气消痰。附子胃冷湿痰呕吐，同半夏、生姜丸服。艾叶口吐清水，煎服。生姜除湿去痰下气。痰厥卒风，同附子煎服。

【气滞食积】香附子散气郁，消饮食痰饮，利胸膈。停痰宿食，同半夏、白矾、皂角水，丸服。醋　莱菔及子消食下痰，有推墙倒壁之功。桑耳癖饮积聚。留饮宿食，同巴豆蒸过丸服。蘑菇　茼蒿　山楂并消食积痰。盐杨梅消食去痰，作屑服。银杏生食降痰。石膏食积痰火，煅研醋糊丸服。五灵脂痰血凝结，同半夏姜汁丸服。

【宣吐】人参芦　桔梗芦　藜芦　三白草汁。恒山　蜀漆　郁金同藜芦末。杜衡　石苋　石胡荽汁。离鬲草汁。附子尖　土瓜根　及己　苦参　地松　羊踯躅　紫河车　虎耳草　芭蕉油　萝卜子　苦瓠　瓜蒂　苦茗　乌梅　酸榴皮　梨汁　桐油　皂荚　栀子　相思子　松萝　热汤　齑水　盐卤水　石绿　石青　石胆　白青　砒石　密陀僧　矾石　大盐　虾汁

脾胃

（有劳倦内伤，有饮食内伤，有湿热，有虚寒。）

【劳倦】甘草补脾胃，除邪热，益三焦元气，养阴血。人参劳倦内伤，补中气，泻邪火。煎膏合姜、蜜服。黄芪益脾胃，实皮毛，去肌热，止自汗。黄精　葳蕤补中益气。白术熬膏服良。芍药泻肝，安脾肺，收胃气。大枣同姜末点服。

【虚寒】附子　草豆蔻　高良姜　山姜　廉姜　益智子　荜茇　肉豆蔻　干姜　生姜　蒜　韭　薤　芥　芜菁　糯米　秫　烧酒　胡椒　毕澄茄　秦椒　蜀椒　吴茱萸　食茱萸　丁香　桂

【食滞】大黄荡涤宿食，推陈致新。地黄去胃中宿食。香附　三棱　莪茂　木香　柴胡消谷。　荆芥　薄荷　苏荏　水苏并消鱼鲙。　大麦　荞麦豆黄　蒸饼　女麹　黄蒸　麹　神麹同苍术丸服。红麹　蘖米麦蘖　饴糖　酱　醋　酒　糟　蒜　葱　胡葱　胡荽　白菘莱菔　芜菁　姜　杏仁停食，用巴豆炒过，末服。橘皮为末，煎饮代茶。青皮盐、醋、酒、汤四制为末，煎服。柰子　杨梅　银杏生食。食盐酒肉过多胀闷，擦牙漱下，如汤沃雪。

【酒毒】葛花　葛根汁　白茅根汁　水萍　菰笋　秦艽　苦参　地榆　菊花酒醉不语，为末酒服。悬钩子　木鳖子醋磨。天南星同朱砂丸服，解酒毒积毒。麦苗汁　丹黍米饮酒不醉。黑大豆　赤小豆　腐婢　绿豆　蚕豆苗煮食。扁豆　豆腐烧酒醉死，切片贴身。麹　萝卜　蔓菁大醉不堪，煮粥饮汁。根蒸三次研末，酒后水服二钱，不作酒气。白菘解酒醉不醒，研子一合，井水服。橘皮　柑皮　橙皮　柚皮　金橘　杨梅干屑服之，止呕吐酒。

反胃

（主于虚，有兼气，兼血，兼火，兼寒，兼痰，兼积者。病在中下二焦。食不能入，是有火；食入反出，是无火。）

【温中开结】附子温中破积。反胃不下食，以石灰泡热，姜汁淬三次，同丁香、粟米煎服，或为末舐，或为丸噙。或包丁香，以姜汁煮，焙丸服。白豆蔻脾虚反胃，同丁香、缩砂、陈廪米，姜汁丸服。白芷血风反胃，猪血蘸食。韭菜炸熟盐，醋吃十顿，治噎膈反胃。生姜汁煮粥食。麻油煎研，软柿蘸食。白芥子酒服二钱。胡椒醋浸七次，酒糊丸服，或加半夏或同煨姜煎服。枇杷叶同人参、丁香煎服。栗子壳煮汁。松节煎酒。丁香盐梅丸咽。姜、蔗汁丸服。水香同煎服。雄黄　雌黄同甘草丸服。

【和胃润燥】人参止反胃吐食，煎饮或煮粥食，或同半夏，生姜、蜜煎服。白术　芍药　芦根止反胃五噎吐逆，去膈间客热，煮汁服。茅根反胃上气，除客热在胃，同芦根煎汁饮。山药　粟米作丸，醋煮吞。罂粟同人参、山药煮食。陈仓米水煎服，或炊焙为末，入沉香末服。马齿苋饮汁。甘蔗汁同姜汁饮，治反胃。干柿连蒂捣酒服，止反胃，开胃化痰。蚕茧反胃吐食，煎汁煮鸡子食之。缲丝汤煮粟米粥食，止反胃。

呕吐

（有痰热，有虚寒，有积滞。）

【痰热】葛根大热呕吐，小儿呕吐，荡粉食。泽泻行水止吐。香附妊娠恶阻，同藿香、甘草煎服。黄连　苦耽劳乏呕逆。赤小豆　豌豆止呕逆。杨梅止呕吐，除烦愦。枇杷止吐下气。

【虚寒】白术胃虚呕逆，及产后呕吐。人参止呕吐，胃虚有痰，煎汁入姜汁、竹沥服。胃寒，同丁香、藿香、橘皮煎服。妊娠吐水，同干姜丸服。艾叶口吐清水，煎服。半夏呕逆厥冷，内有寒痰，同面作弹丸，煮吞之。妊娠呕吐，同人参、干姜丸服。小儿痰吐，同面包丁香煨熟丸服。天南星除痰下气止呕。旋覆花止呕逆不下食，消痰下气。藿香脾胃吐逆为要药。木香　当归温中，止呕逆。白豆蔻止吐逆，散冷气，胃冷忽恶心，嚼数枚酒下。小儿胃寒吐乳，同缩砂、甘草末饮服。生附子胃寒有痰，同半夏、生姜煎服。烧酒　白扁豆　豇豆　干姜　生姜煎醋食。又同半夏煎服，去痰下气，杀虫止呕吐。橘皮止吐消痰温中。嘈杂吐清水，去白研末，时舐之。胡椒去胃中寒痰，食已即吐水，甚验。槟榔止吐水，同橘皮煎服。厚朴痰壅呕逆不食，姜汁炙研，米饮服。主胃冷，吐不止。

【积滞】香附子止呕吐，下气消食。大黄口中常呕淡泔，煎服。续随子痰饮不下食，呕吐。巴豆　五灵脂治呕吐汤药不能下者，狗胆丸服。

泄泻

(有湿热，寒湿，风暑，积滞，惊痰，虚陷。)

【湿热】白术除湿热，健脾胃。湿泄，同车前子末服。虚泄，同肉豆蔻、白芍药丸服。久泄，同茯苓、糯米丸服。小儿久泄，同半夏、丁香，丸服。老人脾泄，同苍术、茯苓丸服。老小滑泄，同山药丸服。苍术湿泄如注，同芍药、黄芩、桂心煎服。暑月暴泄，同神麴丸服。车前子暑月暴泄，炒研服。苎叶骤然水泄，阴干，研服。秦艽治暴泄引饮，同甘草煎。黄连治湿热脾泄，同生姜末服。食积脾泄，同大蒜丸服。青粱米　丹黍米　山药湿泄，同苍术丸服。栀子食物直出，十个微炒，煎服。黄檗小儿热泻，焙研米汤服，去下焦湿热。雄黄暑毒泄痢，丸服。

【虚寒】升麻　葛根　柴胡并主虚泄风泄，阳气下陷作泄。半夏湿痰泄，同枣煎服。五味子五更肾泄，同茱萸丸服。补骨脂水泄日久，同粟壳丸服。脾胃虚泄，同豆蔻丸服。肉豆蔻温中消食，固肠止泄。热泄，同滑石丸服。冷泄，同附子丸服。滑泄，同粟壳丸服。久泄，同木香丸服。老人虚泄，同乳香丸服。益智子腹胀忽泄，日夜不止，诸药不效，元气脱也，浓煎二两服。艾叶泄泻，同吴茱萸煎服。同姜煎服。罂粟壳水泄不止，宜涩之，同乌梅、大枣煎服。吴茱萸老人脾冷泄，水煎入盐服。厚朴止泄厚肠温胃，治腹中鸣吼。五倍子久泄，丸服。水泄，加枯矾。猪肠脏寒久泄，同吴茱萸蒸丸服。

【积滞】神麹　麦蘖　荞麦粉脾积泄，砂糖水服三钱。芜荑气泄久不止，小儿疳泄，同豆蔻、诃子丸服。楮叶止一切泄痢，同巴豆皮炒研蜡丸服。巴豆积滞泄泻，可以通肠，可以止泄。夏月水泄，及小儿吐泻下痢，灯上烧。蜡丸水服。黄丹　百草霜并治积泄。

【外治】蛇床子同熟艾各一两，木鳖子四个，研匀，绵包安脐上，熨斗熨之。蓖麻仁七个，同熟艾半两，硫黄二钱，如上法用。猪苓同地龙、针砂末，葱汁和，贴脐。大蒜贴两足心，亦可贴脐。赤小豆酒调，贴足心。

痢

（有积滞，湿热，暑毒，虚滑，冷积，蛊毒。）

【积滞】大黄诸痢初起，浸酒服，或同当归煎服。巴豆治积痢，同杏仁丸服。小儿用百草霜同化蜡丸服。巴豆皮同楮叶烧丸服，治一切泻痢。藜芦主泄痢。紫苋　马苋和蜜食，主产后痢。莱菔汁和蜜服，干者嚼之，止噤口痢。山楂煮服，止痢。

【湿热】黄连热毒赤痢，水煎露一夜热服。小儿入蜜，或炒焦，同当归末、麝香，米汤服；下痢腹痛，酒煎服。伤寒痢，同艾水煎服。暴痢，同黄芩煎服。气痢后重，同干姜末服。赤白日久，同盐梅烧末服。鸡子白丸服。诸痢脾泄，入猪肠煮丸。湿痢，同吴茱萸炒丸服。香连丸加减，通治诸痢。四治黄连丸，治五疳八痢。胡黄连热痢，饭丸服。血痢，同乌梅、灶下土末，茶服。白头翁一切毒痢，水煎服。赤痢咽肿，同黄连、木香煎服。赤痢下重，同黄连、黄檗、秦皮煎服。柴胡积热痢，同黄芩半水半酒煎服。益母草同米煮粥，止疳痢。同盐梅烧服，止杂痢。地黄止下痢腹痛。汁，主蛊痢。鸡肠草汁，和蜜服。车前汁和蜜服。黄瓜小儿热痢，同蜜食。丝瓜酒痢便血，烧灰酒服。茄根茎叶同榴皮末，砂糖水服。木耳血痢，姜醋煮食，或烧灰水服。久痢，炒研酒服。久者加鹿角胶。

【虚寒】甘草泻火止痛。久痢，煎服。又浆水炙，同生姜煎服。同肉豆蔻煎服。芍药补脾散血，止腹痛后重。人参冷痢厥逆，同诃子、生姜煎服。禁口痢，同莲肉煎呷。老人虚痢，同鹿角末服。当归止腹痛里及后重，生血养血。久痢，吴茱萸炒过，蜜丸服。白术胃虚及冷痢多年。苍术久痢，同川椒丸服。熟艾叶止腹痛及痢后寒热，醋煎服，或入生姜。久痢，同橘皮，酒糊丸服。乌头久痢，烧研蜡丸服。附子休息痢，鸡子白丸服。草乌头寒痢，半生半烧，醋糊丸服。胡椒赤白痢，同绿豆丸服。

【止涩】赤白花鼠尾草赤白诸痢，浓煮作丸，或末，或煎服。木贼煎水。菝葜同蜡茶，白梅丸服。梅叶煮汁，止休息痢。荔枝壳同橡斗、榴皮、甘草煎服。橡实同楮叶，末服。楮叶炒研，和面作饼食，断痢。小儿痢，浸水煮木瓜服。五倍子久痢，半生半烧丸服，或加枯矾。赤痢，加乌梅。

【外治】木鳖子六个研，以热面饼挖孔，安一半，热贴脐上，少顷再换即止。芥子同生姜捣膏封脐。田螺入麝捣，贴脐。蓖麻同硫黄捣，填脐。

胀满

（有湿热，寒湿，气积，食积，血积。）

【湿热】术除湿热，益气和中。脾胃不和，冷气客之为胀满，同陈皮丸服。黄连去心火及中焦湿热。柴胡宣畅气血，引清气上行。赤小豆治热，利小便，下腹胀满，散气。豌豆利小便，腹胀满。木瓜治腹胀善噫。

【寒湿】草豆蔻除寒燥湿，开郁破气。益智子主客寒犯胃。腹胀忽泻，日夜不止，二两煎汤服，即止。附子胃寒气满，不能传化，饥不能食，同人参、生姜末，煎服。丁香小儿腹胀，同鸡屎白，丸服。

【气虚】甘草除腹胀满，下气。青木香主心腹一切气，散滞气，调诸气。生姜下气，消痰喘胀满，亦纳下部导之。姜皮消胀痞，性凉。

诸肿

(有风肿，热肿，水肿，湿肿，气肿，虚肿，积肿，血肿。)

【开鬼门】麻黄主风肿、水肿，一身面目浮肿，脉浮，小便不利，同甘草煮汤服，取汗。水肿脉沉，浮者为风，虚肿者为气，皆非水也。麻黄、甘草、附子煮汤服。羌活疗风用独活，疗水用羌活。风水浮肿，及妊娠浮肿，以萝卜子炒过研末，酒服二钱，日二。

【洁净府】蒲公英煮服，消水肿。冬瓜小腹水胀，利小便。酿赤小豆煨熟，丸服。瓜瓤淡煮汁饮，止水肿烦渴。

【调脾胃】黄连湿热水病，蜜丸，每服四五丸，日三服。柑皮产后虚浮，四肢肿，为末酒服。红蓝花捣汁服，不过三服。

黄疸

(有五，皆属热湿。有瘀热，脾虚，食积，瘀血，阴黄。)

【湿热】白鲜皮主黄疸、热黄、急黄、谷黄、劳黄、酒黄。大黄治湿热黄疸。伤寒淤热发黄者，浸水煎服，取利。胡黄连小儿黄疸，同黄连末入黄瓜内，面裹煨熟，捣丸服。紫草火黄，身有赤点，午前即热，同吴蓝、黄连、木香煎服。莴苣子肾黄如金，水煎服。

【脾胃】白术主疸，除湿热，消食，利小便。泻血萎黄积年者，土炒，和熟地黄丸服。苍术亦可。当归白黄，色枯舌缩，同白术煎服。

【食积】丝瓜食黄，连子烧研，随所伤物煎汤，服二钱。皂荚治食气黄肿，醋炙，同巴豆丸服。

脚气

（有风湿，寒湿，湿热，食积。）

【风寒湿气】忍冬脚气筋骨引痛，热酒服末。木鳖子麸炒去油，同桂末，热酒服，取汗。高良姜脚气人晚食不消，欲作吐者，煎服即消。苏子风湿脚气，同高良姜、橘皮丸服。胡卢巴寒湿脚气，酒浸，同破故纸末，入木瓜蒸热，丸服。

【湿热流注】大黄　商陆合小豆、绿豆煮饭食。牵牛风毒脚气肠秘，蜜丸日服，亦生吞之。赤小豆同鲤鱼煮食，除湿热脚气。桃仁脚气腰痛，为末酒服，一夜即消。枇杷叶脚气恶心。紫荆皮煎酒服。

咳嗽

（有风寒，痰湿，火热，燥郁。）

【风寒】麻黄发散风寒，解肺经火郁。白前风寒上气，能保定肺气，多以温药佐使。久咳唾血，同桔梗、桑白皮、甘草煎服。生姜寒湿嗽，烧含之。久嗽，以白饧或蜜煮食。小儿寒嗽，煎汤浴之。鲫鱼烧服，止咳嗽。

【痰湿】天南星气痰咳嗽，同半夏、橘皮丸服。风痰咳嗽，炮研煎服。白芥子　蔓菁子并主痰气咳嗽。莱菔子痰气咳嗽，炒研和糖含。上气痰嗽，唾脓血，煎汤服。莱菔痨瘦咳嗽，煮食之。丝瓜化痰止嗽，烧研，枣肉丸服。烧酒寒痰咳嗽，同猪脂、茶末、香油、蜜浸服。橘皮痰嗽，同甘草丸服。经年气嗽，同神麹、生姜、蒸饼丸服。皂荚咳嗽囊结。卒寒嗽，烧研，豉汤服。咳嗽上气，蜜炙丸服。又同桂心、干姜丸服。

【痰火】甘草除火伤肺咳。小儿热嗽，猪胆汁浸炙，蜜丸服。麦门冬心肺虚热，火嗽，嚼食甚妙，寒多人禁服。百部热咳上气，火炙，酒浸服。暴咳嗽，同姜汁煎服。三十年嗽，汁和蜜炼服。小儿寒嗽，同麻黄、杏仁丸服。天花粉虚热咳嗽，同人参末服。贝母清肺消痰止咳，砂糖丸食。又治孕嗽。小儿晬嗽，同甘草丸服。知母消痰润肺，滋阴降火。久近痰嗽，同贝母末，姜片蘸食。枇杷叶并止热咳。干柿润心肺，止热咳。嗽血，蒸熟，掺青黛食。甘蔗汁虚热咳嗽涕唾，入青粱米煮粥食。

【虚劳】黄芪补肺泻火，止痰嗽、自汗及咳脓血。五味子收肺气，止咳嗽，乃火热必用之药。久咳肺胀，同粟壳丸服。久嗽不止，同甘草、五倍子、风化消末噙。又同甘草、细茶末噙。地黄咳嗽吐血，为末酒服。柴胡除劳热胸胁痛，消痰止嗽。罂粟壳久咳多汗，醋炒，同乌梅末服。

寒热

（有外感，内伤，火郁，虚劳，疟，疮，瘰疬。）

【和解】甘草五脏六腑寒热邪气，凡虚而多热者加之。茅根　大黄并主血闭寒热。秦艽　当归　芍药并主虚劳寒热。

【补中清肺】黄芪虚疾寒热。沙参　黄精　术并除寒热，益气和中。桔梗除寒热，利肺。辛夷五脏身体寒热。乌药解冷热。

血汗

（即肌衄，又名脉溢，血自毛孔出。心主血，又主汗，极虚有火也。）

【内治】人参气散血虚，红汗污衣，同归、芪诸药煎服。又建中汤，辰砂妙香散皆宜。黄芩灸疮血出不止，酒炒末下。生姜汁毛窍节次血出，不出则皮胀如鼓，须臾口目皆胀合，名脉溢，以水和汁各半服。

【外治】旱莲传灸疮血出不止。男子胎发医毛孔血出。

咳嗽血

（咳血出于肺，嗽血出于脾，咯血出于心，唾血出于肾。有火郁，有虚劳。）

【火郁】杏仁肺热咳血，同青黛、黄蜡作饼，干柿夹煨，日食。紫菀同五味子蜜丸服。并治吐血后咳。白前久咳唾血，同桔梗、甘草、桑白皮煎服。生姜蘸百草霜。童尿并主咳咯唾血。乌鸦劳嗽吐血。

【虚劳】人参　地黄　百合　黄芪　五味子　阿胶　白胶　黄明胶肺损嗽血，炙研汤服。猪肺肺虚咳血，蘸薏苡仁末食。猪心心虚咯血，包沉香、半夏末，煨食。

健忘

（心虚，兼痰，兼火。）

【补虚】甘草安魂魄，泻火养血，主健忘。仙茅久服通神，强记聪明。淫羊藿益气强志，老人昏耄，中年健忘。丹参　当归　地黄并养血安神定志。山药镇心神，安魂魄，主健忘，开达心孔，多记事。

【痰热】黄连降心火，令人不忘。玄参补肾止忘。麦门冬　牡丹皮　柴胡　木通通利诸经脉壅寒热之气，令人不忘。

惊悸

(有火,有痰,兼虚。)

【清镇】黄连泻心肝火,去心窍恶血,止惊悸。甘草惊悸烦闷,安魂魄。伤寒心悸脉代,煎服。半夏心下悸忪,同麻黄丸服。芍药泻肝,除烦热惊狂。猪心除惊补血,产后惊悸,煮食。猪肾心肾虚损,同参、归煮食。

烦躁

(肺主烦,肾主躁。有痰,有火,有虫厥。)

【清镇】黄连　黄芩　知母　贝母　车前子　丹参　玄参　甘草　柴胡　甘蕉根　白前　龙胆草　防风　地黄　五味子　酸浆　青黛　葛根　菖蒲　土瓜根　王不留行并主热烦。海苔研饮,止烦闷。胡黄连五心烦热,米饮末服。牛蒡根服汁,止热攻心烦。款冬花润心肺,除烦。白术烦闷,煎服。白犬骨灰产后烦懑,水服。

不眠

(有心虚,胆虚,兼火。)

【清热】灯心草夜不合眼,煎汤代茶。麦门冬除心肺热,安魂魄。干姜虚劳不眠,研末二钱,汤服取汗。大枣烦闷不眠,同葱白煎服。木槿叶炒煎饮服,令人得眠。

多眠

(脾虚,兼湿热,风热。)

【脾湿】木通脾病,常欲眠。术　葳蕤　黄芪　人参　土茯苓　茯苓　荆沥　南烛并主好睡。

【风热】苦参　营实并除有热好睡。甘蓝及子久食益心力,治人多睡。苍耳　白薇风温灼热多眠。白苣　苦苣

遗精梦泄

(有心虚,肾虚,湿热,脱精。)

【心虚】远志　小草　益智　石菖蒲　柏子仁　人参　菟丝子思虑伤心,遗沥梦遗,同茯苓、石莲丸服。又主茎寒精自出,溺有余沥。茯苓阳虚有余沥,梦遗,黄蜡丸服。心肾不交,同赤茯苓熬膏,丸服。厚朴心脾不调,遗沥,同茯苓,酒、水煎服。

【肾虚】肉苁蓉茎中寒热痛,泄精遗沥。山药益肾气,止泄精,为末酒服。五味子肾虚遗精,熬膏口服。覆盆子　韭子宜肾壮阳,止泄精。为末酒服,止虚劳梦泄,亦醋煮丸服。胡桃房劳伤肾,口渴精溢自出,大便燥,小便或赤或利,同附子、茯苓丸服。

【湿热】半夏肾气闭,精无管摄妄遗,与下虚不同,用猪苓炒过,同牡蛎丸服。薰草梦遗,同参、术等药煮服。车前草服汁。

小便血

（不痛者为尿血，主虚；痛者为血淋，主热。）

【尿血】生地黄汁，和姜汁、蜜服。益母草汁。车前草汁。甘草小儿尿血，煎服。人参阴虚者，同黄芩，蜜炙萝卜蘸食。香附煎酒，服，后服地榆汤。韭子　葱汁　葱白水煎。荷叶水煎。乌梅烧末，醋糊丸服。

【血淋】车前子末服。生地黄同车前汁温服。又同生姜汁服。茅根同干姜煎服。茄叶末，盐、酒服二钱。赤小豆炒末，葱汤服。大豆叶煎服。

大便燥结

（有热，有风，有气，有血，有湿，有虚，有阴结，有脾约，三焦约，前后关格。）

【通利】大黄　牵牛利大小便，除三焦壅结，气秘气滞，半生半炒服，或同大黄末服，或同皂荚丸服。桃花水服，通大便。桃叶汁服，通大小便。

【养血润燥】当归同白芷末服。甘蔗　桃仁血燥，同陈皮服。产后闭，同藕节煎服。食盐润燥，通大小便，傅脐及灌肛内，并饮之。

【导气】萝卜子利大小肠风闭气闭，炒，擂水服。和皂荚末服。枳壳利大小肠。同甘草煎服，治小儿闭塞。陈橘皮大便气闭，连白酒煮，焙研，酒服二钱。老人加杏仁，丸服。

【虚寒】黄芪老人虚闭，同陈皮末，以麻仁浆、蜜煎匀和服。人参产后闭，同枳壳、麻仁，丸服。甘草小儿初生，大便不通，同枳壳一钱，煎服。

脱肛

（有泻痢，痔漏，大肠气虚也。附肛门肿痛。）

【内服】防风同鸡冠花丸服。蛇床子同甘草末服。益奶草浸酒服。

【外治】香附子同荆芥煎洗。生萝卜捣贴脐中，束之。巴豆壳同芭蕉汁洗后，以麻油、龙骨、白矾傅。皂荚烧熏，亦炙熨。

痔漏

（初起为痔，久则成漏。痔属酒、色、郁气、血热，或有虫。漏属虚与湿热。）

【内治】黄芩　秦艽　白芷　牡丹　当归　木香　苦参　益母草饮汁。苍耳茎、叶下血，为末服。牵牛痔漏有虫，为末，猪肉蘸食。橡子痔血，同糯米粉炒黄和蒸，频食。杏仁汁煮粥，治五痔下血。槐花外痔长寸许，日服，并洗之。

【洗渍】苦参　飞廉　苦芺　白鸡冠　白芷　连翘　酢浆草　木鳖子洗并涂。芫荑　棘根　木槿根煎洗。花，末傅之。马齿苋洗，并食之。

心腹痛

（有寒气，热气，火郁，食积，死血，痰澼，虫物，虚劳，中恶，阴毒。）

【温中散郁】香附子一切气，心腹痛，利三焦，解六郁，同缩砂仁、甘草末点服。心脾气痛，同高良姜末服。血气痛，同荔枝烧研酒服。艾叶心腹一切冷气鬼气，捣汁饮，或末服。同香附，醋煮丸服，治心腹小腹诸痛。葱花心脾如刀刺，同茱萸一升，煎服。杏仁并主心腹冷痛。大枣急心疼，同杏仁、乌梅丸服。陈枣核仁，止腹痛。胡桃急心痛，同枣煨嚼，姜汤下。橘皮途路心痛，煎服甚良。

【活血流气】芍药止痛散血分，止中腹痛。腹中虚痛，以二钱同甘草一钱煎服。恶寒加桂，恶热加黄芩。玄胡索活血利气。心腹少腹诸痛，酒服二钱，有神效。热厥心痛，同川楝末二钱服。血气诸痛，同当归、橘红丸服。

【痰饮】半夏湿痰心痛，油炒丸服。百合　椒目留饮腹痛，同巴豆丸服。五倍子心腹痛，炒焦，酒服立止。

【火郁】苦参大热腹中痛，及小腹热痛，面色青赤，煎醋服。黄芩小腹绞痛，小儿腹痛。得厚朴、黄连，止腹痛。槐枝九种心痛，煎水服。槐花　乌桕根　石瓜并主热心痛。茯苓　琥珀　戎盐　食盐吐，心腹胀痛。

胁痛

(有肝胆火，肺气，郁，死血，痰澼，食积，气虚。)

【痰气】芫花心下痞满，痛引两胁，干呕汗出，同甘遂、大戟为散，枣汤服。甘遂痰饮胁痛，控涎丸。半夏　天南星　桔梗　苏梗　细辛　杜若　白前　贝母　生姜并主胸胁逆气。

【血积】大黄腹胁老血痛。凤仙花腰胁引痛不可忍，晒研，酒服三钱，活血消积。当归　姜黄　玄胡索　牡丹皮　红蓝花　神麹、红麹并主死血食积作痛。巴豆积滞。

腰痛

(有肾虚，湿热，痰气，淤血，闪肭，风寒。)

【虚损】补骨脂骨髓伤败，腰膝冷。肾虚腰痛，为末酒服，或同杜仲、胡桃丸服。妊娠腰痛，为末，胡桃、酒下。山药主男子腰膝强痛，补肾益精。茴香肾虚腰痛，猪肾煨食。腰痛如刺，角茴末，盐汤或酒服，或加杜仲、木香，外以糯米炒熨。山楂老人腰痛，同鹿茸丸服。鹿茸同菟丝子、茴香丸服。同山药煮酒饮。

【湿热】地肤子积年腰痛时发，为末酒服，日五、六次。牵牛子除湿热气滞，腰痛下冷脓，半生半炒，同硫黄末、白面作丸，煮食。桃花湿气腰痛，酒服一钱，一宿即消。或酿酒服。

【血滞】玄胡索止暴腰痛，活血利气，同当归、桂心末，酒服。莴苣子闪挫，同粟米、乌梅、乳、没丸服。丝瓜根闪挫，烧研酒服。子亦良。渣傅之。冬瓜皮折伤，烧研酒服。

痛风

（属风、寒、湿、热、挟痰及血虚、污血。）

【风寒风湿】麻黄风寒、风湿、风热痹痛，发汗。羌活风湿相搏，一身尽痛，非此不除。同松节煮酒，日饮。防风主周身骨节尽痛，乃治风去湿仙药。桔梗寒热风痹，滞气作痛，在上者宜加之。乌头　附子并燥湿痰，为引经药。

【风痰湿热】半夏　天南星并治风痰、湿痰、热痰凝滞，历节走注。右臂湿痰作痛，南星、苍术煎服。龙胆草　木通煎服。桃仁血滞风痹挛痛。橘皮下滞气，化湿痰。风痰麻木，或手木，或十指麻木，皆是湿痰死血，以一斤去白，逆流水五碗，煮烂去滓至一碗，顿服取吐，乃吐痰之圣药也。

头痛

（有外感，气虚，血虚，风热，湿热，寒湿，痰厥，肾厥，真痛，偏痛。右属风虚，左属痰热。）

【湿热痰湿】荆芥散风热，清头目。作枕，去头项风。同石膏末服，去风热头痛。薄荷除风热，清头目，蜜丸服。杨梅头痛，为末茶服。

【风寒湿厥】芎䓖风入脑户头痛，行气开郁必用之药。风热及气虚，为末茶服。偏头风，浸酒服。卒厥，同乌药末服。防风头面风去来。偏正头风，同白芷，蜜丸服。天南星风痰头痛，同荆芥丸服。痰气，同茴香丸服。妇人头风，为末酒服。

【外治】谷精草为末嗃鼻，调糊贴脑，烧烟熏鼻。旱莲汁　萝卜汁　大蒜汁　苦瓠汁并嗃鼻。荞麦面作大饼，更互合头，出汗。或作小饼，贴四眼角，灸之。茱萸叶蒸热枕之，治大寒犯脑痛，亦浴头。

眼目

（有赤目传变，内障昏盲，外障翳膜，物伤眯目。）

【赤肿】桔梗赤目肿痛。肝风盛，黑睛痛，同牵牛丸服。白芷赤目努肉，头风侵目痒泪。一切目疾，同雄黄丸服。薄荷去风热。烂弦，以姜汁浸研，泡汤洗。黄栌并洗风赤眼。秦皮洗赤目肿，暴肿，同黄连、苦竹叶煎服。槐花退目赤。胎赤，以枝磨铜器汁涂之。冬青叶同黄连熬膏，点诸赤眼。子汁亦可。同朴消点之。

【昏盲】人参益气明目，酒毒目盲，苏木汤调末服。小儿惊后，瞳人不正，同阿胶煎服。玄参补肾明目。赤脉贯瞳，猪肝蘸末服。当归内虚目暗，同附子丸服。青蒿子目涩，为末日服，久则目明。麦门冬明目轻身，同地黄、车前丸服。菟丝子补肝明目，浸酒丸服。菊花风热，目疼欲脱，泪出，养目去盲，作枕明目。叶同。

【翳膜】白菊花治病后生翳，同蝉花末服。瘢豆生翳，同绿豆皮、谷精草末，煮干柿食。淫羊藿目昏生翳，同王瓜末服。谷精草去翳，同防风末服。痘后翳，同猪肝丸服。黄芩肝热生翳，同淡豉末，猪肝煮食。绿豆皮痘后翳，同谷精、白菊花末、柿饼、粟米泔煮食，极效。

耳

(耳鸣、耳聋,有肾虚,有气虚,有郁火,有风热。耳痛是风热。聤耳是湿热。)

【补虚】熟地黄　当归　肉苁蓉　菟丝子　枸杞子肾虚耳聋,诸补阳药皆可通用。黄芪　白术　人参气虚聋鸣,诸补中药皆可通用。干柿同粳米、豆豉煮粥,日食,治聋。鹿肾　鹿茸角并补虚治聋。

【解郁】柴胡去少阳郁火,耳鸣、耳聋。香附卒聋,炒研,莱菔子汤下。牵牛疳气耳聋,入猪肾煨食。栝楼根煮汁,酿酒服治聋。黄芩　黄连　龙胆　芦荟　抚芎　芍药　木通　半夏　石菖蒲　薄荷　防风风热郁火耳鸣,诸流气解郁消风降火药,皆可用也。

【外治】木香浸麻油煎,滴聋,日四五次。地黄　骨碎补并煨,塞聋。菖蒲同巴豆塞。附子卒聋,醋浸插耳。烧灰,同石菖蒲塞耳,止鸣。胡桃煨研热塞,食顷即通。

【耳痛】楝实　牛蒡根熬汁。蓖麻子并涂。茱萸同大黄、乌头末,贴足心,引热下行,止耳鸣耳痛。蛇蜕耳忽大痛,如虫在内走,或流血水,或干痛,烧灰吹入,痛立止。

【虫物入耳】半夏同麻油。百部浸油。人尿　猫尿　鸡冠血并滴耳。穿山甲灰吹。杏仁油滴,并主蚁入耳。薄荷汁水入耳中,滴之。

面

(面肿是风热。面紫赤是血热。疱是风热,即谷嘴。皻是血热,即酒皻。皯黯是风邪客于皮肤,痰饮渍于腑脏,即雀卵斑,女人名粉滓斑。)

【风热】白芷香　白附子　薄荷叶　荆芥穗　零陵香　黄芩　藁本香　升麻　羌活　葛根　麻黄　海藻　防风　远志　白术　苍术并主阳明风热。菟丝子浸酒服。葱根主发散。牛蒡根汗出中风面肿，或连头项，或连手足，研烂，酒煎成膏贴之，并服三匙。大黄头面肿大疼痛，以二两，同僵蚕一两为末，姜汁和丸弹子大，服。辛夷　黄檗　楮叶煮粥食。

【瘢痕】蒺藜洗。葵子涂。马齿苋洗。

【面疮】紫草　紫参　艾叶煎醋搽之。妇人面疮，烧烟熏，定粉搽。蓖麻子肺风面疮，同大枣、瓦松、白果、肥皂为丸，日洗。丝瓜同牙皂烧，擦面疮。枇杷叶茶服，治面上风疮。桃花面上黄水疮，末服。柳叶洗面上恶疮。

鼻

（鼻渊，流浊涕，是脑受风热。鼻鼽，流清涕，是脑受风寒，包热在内。脑崩臭秽，是下虚。鼻窒，是阳明湿热，生瘜肉。鼻齇，是阳明热，及血热，或脏中有虫。鼻痛，是阴明热。）

【渊鼽】苍耳子末，日服二钱，能通顶门。同白芷、辛夷、薄荷为末，葱、茶服。防风同黄芩、川芎、麦门冬、人参、甘草，末服。川芎同石膏、香附、龙脑，末服。草乌头脑泄臭秽，同苍术、川芎，丸服。艾叶同细辛、苍术、川芎末，隔帕安顶门，熨之。

【窒瘜】白薇肺实鼻塞，不知香臭，同贝母、款冬、百部为末服。天南星风邪入脑，鼻塞结硬，流浊涕，每以二钱，同甘草、姜、枣煎服。干柿同粳米煮粥食。槐叶同葱、豉煎服。

【鼻干】黄米粉小儿鼻干无涕，脑热也，同矾末，贴囟门。

【鼻痛】石硫黄搽。石硫赤冷水调搽，一月愈。酥　羊脂并涂之。

【鼻疮】黄连同大黄、麝香搽鼻中。玄参　大黄同杏仁。杏仁和乳汁。

唇

（脾热则唇赤或肿，寒则唇青或噤，燥则唇干或裂，风则唇动或㖞，虚则唇白无色。湿热则唇沲湿烂，风热则唇生核。狐则上唇有疮，惑则下唇有疮。）

【唇沲】葵根紧唇湿烂，乍瘥乍发，经年累月，又名唇沲，烧灰和脂涂。赤苋　马齿苋　蓝汁并洗。甜瓜噙。西瓜皮烧噙。

【唇裂】黄连泻火。生地黄凉血。麦门冬清热。

【唇肿】大黄　黄连　连翘　防风　薄荷　荆芥　蓖麻仁　桑汁　石膏　芒消并涂。

【唇核】猪屎汁温服。

【唇疮】蓝汁洗。葵根烧。青皮　竹沥和黄连、黄丹、黄檗涂。蜂蜜　龟甲烧。

口舌

（舌苦是胆热，甘是脾热，酸是湿热，涩是风热，辛是燥热，咸是脾湿，淡是胃虚，麻是血虚，生胎是脾热闭，出血是心火郁，肿胀是心脾火毒，疮裂是上焦热，木强是风痰湿热，短缩是风热。舌出数寸有伤寒、产后、中毒、大惊数种。口糜是膀胱移热于小肠，口臭是胃火食郁，喉腥是肺火痰滞。）

【舌胀】甘草木强肿胀塞口，不治杀人，浓煎噙漱。芍药同甘草煎。青黛同朴消、片脑。赤小豆同醋。冬青叶舌胀出口，浓煎浸之。

【舌胎】薄荷治舌胎语涩，取汁，同姜、蜜擦。生姜诸病舌上生胎，以青布蘸井水抹后，时时以姜擦之。白矾小儿初生，白膜裹舌，刮出血，以少许傅之，否则发惊。

【舌衄】黄药子同青黛水服。香薷煎汁，日服三升。蓖麻油点灯熏鼻自止。豆豉水煎服。赤小豆绞汁服。黄檗蜜炙，米饮服。槐花炒服并掺。

【舌苦】柴胡　黄芩　苦参　黄连　龙胆泻胆。

【舌甘】生地黄　芍药　黄连

【口糜】桔梗同甘草煎服。栗子小儿口疮，日煮食之。地骨皮口舌糜烂，同柴胡煎服。黄连煎酒呷含。同干姜末掺之，名水火散。天门冬口疮连年，同麦门冬、玄参丸噙。

【口臭】大黄烧研揩牙。细辛同白豆蔻含。密陀僧醋调漱。明矾入麝香，擦牙。

【喉腥】知母　黄芩并泻肺热，喉中腥气。桔梗　桑白皮　地骨皮　贝母　麦门冬

咽喉

（咽痛是君火，有寒包热。喉痹是相火，有嗌疸，俗名走马喉痹，杀人最急，惟火及针焠效速，次则拔发咬指，吐痰嗃鼻。）

【降火】甘草缓火，去咽痛，蜜炙煎服。肺热，同桔梗煎。桔梗去肺热。利咽嗌，喉痹毒气，煎服。知母　黄芩并泻肺火。薄荷　荆芥　防风并散风热。牛蒡根捣汁服亦煎。白头翁下痢咽痛，同黄连、木香煎服。麦门冬虚热上攻咽痛，同黄连丸服。西瓜汁　橄榄　无花果　苦茗并噙咽。

【风痰】羌活喉闭口噤，同牛蒡子煎灌。升麻风热咽痛，煎服，或取吐。半夏咽痛，煎醋呷。喉痹不通，吹鼻。同巴豆、醋同熬膏化服，取吐。天南星同白僵蚕末服。贝母　细辛　远志并吹之。蛇床子冬月喉痹，烧烟熏之，其痰自出。苍耳根缠喉风，同老姜研酒服。

牙齿

（牙痛，有风热，湿热，胃火，肾虚，虫龋。）

【风热湿热】 秦艽阳明湿热。白芷阳明风热。同细辛掺。入朱砂掺。黄连胃火湿热。牙痛恶热，揩之立止。羌活风热，煮酒漱。同地黄末煎服。苍术盐水浸烧，揩牙，去风热、湿热。香附同青盐、生姜，日擦固齿。同艾叶煎漱。

【肾虚】 蒺藜打动牙痛，擦漱。骨碎补同乳香塞。独蒜熨。甘松同硫黄煎漱。牛膝含漱。

须发

【发落】 半夏眉发堕落，涂之即生。茉莉花蒸油。蒲公英　旱莲并揩牙乌须。生姜擦。枣根蒸汁。

【发白】 百合　姜皮并拔白易黑。狼把草　黑豆煎醋染发。大麦同铁砂、没石子。荞麦同铁砂。酸石榴并染须发。胡桃和胡粉，拔白生黑。鸡舌香同姜汁，拔白生黑。梧桐子汁点孔生黑。木皮，和乳汁涂须。胡粉同石灰染须。

丹毒

（火盛生风，亦有兼脾胃气郁者。）

【内解】 连翘　防风　薄荷　大青　黄连　升麻　甘草　知母　防己　赤芍药　金银花　生地黄　牡丹皮　麻黄　射干　大黄　积雪草捣汁服。水甘草同甘草煎服。马齿苋汁服。芸薹汁服，并傅。

【外涂】 赤小豆洗浴，及傅之。绿豆同大黄。豆叶　大麻子　大豆煮汁。麻油荞面醋和。柳木洗傅。柳叶洗。

诸疮

(疔疮,恶疮,杨梅疮,风癞,疥癣,热疮,瘑疮,手疮,足疮,胻疮。)

【疔疮】苍耳根汁,和童尿服,或葱酒服,取汗。灰,同醋涂,拔根。山慈姑同苍耳擂酒服,取汗。槐花四两,煎酒服。叶、皮、茎同。柳叶煮汁服。枸杞治十三种疔,四时采根茎,同诸药服。

【恶疮】牛膝卒得恶疮,不识,捣涂。贝母烧灰,油调,傅人畜恶疮,敛口。藿香冷疮败烂,同茶烧傅。黄芩恶疮疽蚀。秦艽掺诸疮口不合。苍耳恶疮,捣汁服,并傅。菖蒲治湿疮遍身,为末粉之。忍冬同雄黄,熏恶疮。草乌头　地榆　沙参　黄芩花并涂,恶疮脓水。

【头疮】菖蒲生涂。镜面草同轻粉,麻油。鸡肠草烧灰,同盐。小麦烧傅。红麹嚼涂。胡麻嚼涂。糯饭入轻粉。

【阴疮】青黛地骨汤洗,同款冬、麝末涂。胡粉杏仁或白果炒过,研涂。阴疮浸淫,同枯矾。蜂蜜先以黄檗水洗,乃涂。

【冻疮】甘草煎水洗,涂以三黄末。麦苗煮汁。茄根、茎、叶煮汁。姜汁熬膏。

【汤火伤疮】柳叶汤火毒。入腹热闷,煎服。皮,烧傅。生萝卜烟熏欲死,嚼汁咽。又嚼,涂火疮。当归煎麻油、黄蜡。丹参同羊脂。地黄同油、蜡,熬膏。甘草蜜煎。大黄蜜调。

跌仆折伤

(肠出,杖疮。)

【内治活血】大黄同当归煎服。或同桃仁。玄胡索豆淋酒服。土当归煎酒服。或同葱白、荆芥，水煎服。何首乌同黑豆、皂角等丸服，治损宽筋。生姜汁同香油，入酒。补骨脂同茴香、辣桂末，酒服。干藕同茴香末，日服。

【内治接骨】骨碎补研汁，和酒服，以滓傅之。或研入黄米粥裹之。地黄折臂断筋损骨，研汁，和酒服，一月即连续，仍炒热贴。白及酒服二钱，不减自然铜也。

【外治散瘀接骨】大黄姜汁调涂，一夜变色。凤仙花叶捣涂频上，一夜即平。半夏水调涂，一夜即消。附子煎猪脂、醋涂。

诸毒

（金石，草木，果菜，虫鱼，禽兽。）

【金、石毒】甘草安和七十二种石，一千二百种草，解百药毒。凡药毒，用麻油浸甘草节嚼之，咽汁良。

【草、木毒】防风诸药毒已死，只心头温者，擂水冷灌之。葛根诸药毒吐下欲死，煮汁服。

诸物哽咽

【诸骨哽】艾叶煎酒。凤仙子研，水咽。根、叶煎醋。半夏同白芷水服，取吐。蔷薇根水服。白药煎醋。丝瓜根烧服。

【鸡骨哽】贯众同缩砂、甘草末，包含。白芷同半夏末服，呕出。凤仙根煎酒。乳香水研。金樱根煎醋。

【鱼骨哽】贯众同前。缩砂浓煎。水仙根　玉簪根并擂汁服。醉鱼草吐。白芍药嚼。百合涂项外。橄榄嚼咽。

【金、银、铜、铁哽】凤仙子及根擂汁，下铜铁物哽。艾叶煎酒。南烛根水服。白炭烧红研末，水服。石灰同硫黄少许，酒服。

【竹、木哽】半夏服，取吐。鳜鱼胆一切骨哽竹木入咽，日久不出，痛刺黄瘦，以一皂子煎酒服，取吐。

【桃、李哽】狗骨煮汁，摩头上。麝香酒服。

妇人经水

（经闭：有血滞，血枯。不调：有血虚者过期，血热者先期，血气滞者作痛。）

【活血流气】当归一切气，一切劳。破恶血，养新血，补诸不足。头止血，身养血，尾破血。妇女百病，同地黄丸服。月经逆行，同红花煎服。血气胀痛，同干漆丸服。室女经闭，同没药末，红花酒调服。丹参破宿血，生新血，安生胎，落死胎，止血崩带下，调经脉，或前或后，或多或少，兼治冷热劳，腰脊痛，骨节烦疼，晒研，每服二钱，温酒调下。

【益气养血】人参血虚者益气，阳生则阴长也。术利腰脐间血，开胃消食。熟地黄伤中胞胎，经候不调，冲任伏热，久而无子，同当归、黄连，丸服。补骨脂　泽泻　阳起石　玄石　白玉　青玉　紫石英并主子宫虚冷，月水不调，绝孕。

崩中漏下

（月水不止，五十行经。）

【调营清热】芍药崩中痛甚，同柏叶煎服。经水不止，同艾叶煎服。肉苁蓉血崩，绝阴不产。人参血脱益阳，阳生则阴长。香附子炒焦酒服，治血如崩山，或五色漏带，宜常服之。黄芩主淋漏下血，养阴退阳，去脾经湿热。阳乘阴，崩中下血，研末，霹雳酒服一钱。四十九岁，月水不止，条芩醋浸七次，炒研为丸，日服。

【止涩】莲房经不止，烧研，酒服。血崩，同荆芥烧服。产后崩，同香附烧服。乌梅烧服。

荷叶烧服。桃核烧服。胡桃十五个，烧研，酒服。壳亦可。贯众煎酒。丁香煎酒。地榆月经不止，血崩，漏下赤白，煎醋服。三七酒服。

产难

【催生】香附子九月十月服此，永无惊恐。同缩砂、甘草末服，名福胎饮。人参横生倒产，同乳香、丹砂，以鸡子白、姜汁调服，子母俱安。白芷煎服。或同百草霜，童尿、醋汤服。益母草难产及子死，捣汁服。蒺藜子同贝母末服，催生坠胎，下胞衣。

【滑胎】牵牛子末服。并临月服之，滑胎易产。冬葵子末服。同牛膝煎服。根同。车前子酒服。或同菟丝子。赤小豆吞之，或煮服。生研水服，治产后月闭。蜂蜜横生难产，同麻油各半碗服，立下。

产后

【补虚活血】人参血运，同紫苏、童尿煎酒服。不语，同石菖蒲石莲肉，煎服。发喘，苏木汤服末二钱。诸虚，同当归、猪肾煮食。当归血痛，同干姜末服。自汗，同黄芪、白芍药，煎服。苏木血运、血胀、血噤，及气喘欲死，并煎服。黄芪产后一切病。地黄酿酒，治产后百病。酒服，下恶血。

【下血过多】艾叶血不止，同老姜酒服，立止。感寒腹痛，焙熨脐上。紫菀水服。石菖蒲煎酒。百草霜同白芷末煎服。

【断产】零陵香酒服二钱，尽一两，绝孕。凤仙子产后吞之，即不受胎。马槟榔经水后常嚼二枚，井水下，久则子宫冷不孕也。白面每行经后，以一升浸酒，三月服尽。水银　黑铅并冷子宫。

二、草部

甘草

(《本经》上品)

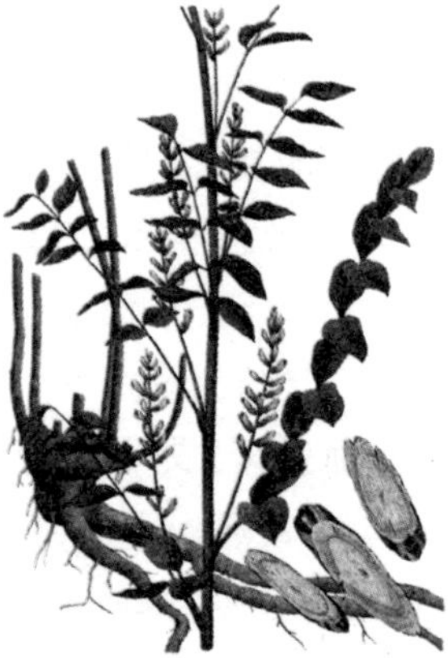

【释名】蜜甘《别录》蜜草《别录》美草《别录》灵通《记事珠》国老《别录》[甄权曰]诸药中甘草为君,治七十二种乳石毒,解一千二百般草木毒,调和众药有功,故有国老之号。

【集解】[时珍曰]今人惟以大径寸而结紧断纹者为佳，谓之粉草。

根

【气味】甘,平,无毒。[时珍曰]通入手足十二经。

【主治】五脏六腑寒热邪气,坚筋骨,长肌肉,倍气力,金疮尰,解毒。久服轻身延年。《本经》温中下气，烦闷短气，伤脏咳嗽，止渴，通经脉，利血气解百药毒，为九土之精，安和七十二种石，一千二百种草。《别录》

梢

【主治】生用治胸中积热，去茎中痛。加酒煮玄胡索、苦楝子尤妙。元素

头

【主治】主痈肿，宜入吐药。时珍

【发明】[时珍曰]甘草外赤中黄，色兼坤离；味浓气薄，资全土德。协和群品，有元老之功；普治百邪，得王道之化。赞帝力而人不知，敛神功而己不与，可谓药中之良相也。然中满、呕吐，酒客之病，不喜其甘；而大戟、芫花、甘遂、海藻，与之相反。

【附方】伤寒心悸脉结代者。甘草二两，水三升，煮一半，服七合，日一服。《伤寒类要》

伤寒咽痛少阴症，甘草汤主之。用甘草二两蜜水炙，水二升，煮一半，服五合，日二服。张仲景《伤寒论》。

人参

（《本经》上品）

【释名】黄参《吴普》血参《别录》人衔《本经》鬼盖《本经》神草《别录》土精《别录》地精《广雅》海腴　皱面还丹《广雅》

【集解】[时珍曰]上党，今潞州也。民以人参为地方害，不复采取。今所用者皆是辽参，其高丽、百济、新罗三国，今皆属于朝鲜矣。

根

【气味】甘，微寒，无毒。

【主治】补五脏，安精神，定魂魄，止惊悸，除邪气。明目开心益智，久服轻身延年。《本经》治男妇一切虚症，发热自汗，眩晕头痛，反胃吐食，痎疟滑泻久痢，小便频数淋沥，劳倦内伤，中风中暑，痿痹，吐血嗽血下血，血淋血崩，胎前产后诸病。时珍

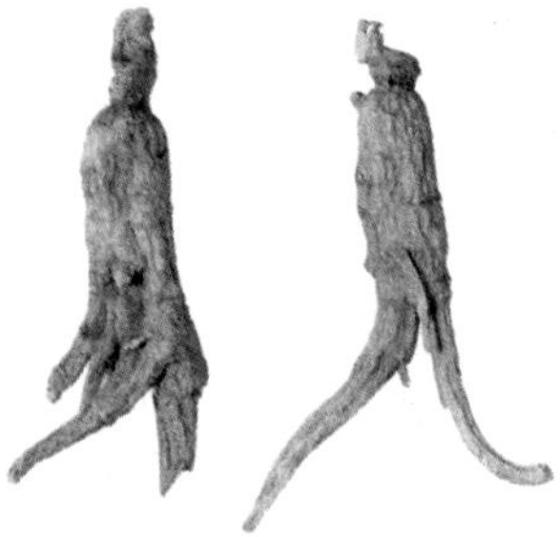

【发明】[言闻曰]人参生用气凉，熟用气温，味甘补阳，微苦补阴。人参气味俱薄。气之薄者，生降熟升；味之薄者，生升熟降。如土虚火旺之病，则宜生参，凉薄之气，以泻火而补土，是纯用其气也；脾虚肺怯之病，宜用熟参，甘温之味，以补土而生金，是纯用其味也。

【正误】[好古曰]人参甘温，补肺之阳，泄肺之阴。肺受寒邪，宜此补之。肺受火邪，则反伤肺，宜以沙参代之。

【附方】脾胃虚弱不思饮食。生姜半斤取汁，白蜜十两，人参末四两，银锅煎成膏，每米饮调服一匙。《普济》

沙参

（《本经》上品）

【释名】白参《吴普》知母《别录》铃儿草《别录》[时珍曰]沙参白色，宜于沙地，故名。

根

【气味】苦，微寒，无毒。

【主治】补虚，止惊烦，益心肺，并一切恶疮疥癣及身痒，排脓，消肿毒。大明清肺火，治久咳肺痿。时珍

【发明】[时珍曰]人参甘苦温，其体重实，专补脾胃元气，因而益肺与肾，故内伤元气者宜之。沙参甘淡而寒，其体轻虚，专补肺气，因而益脾与肾，故金能受火克者宜之。

【附方】肺热咳嗽沙参半两，水煎服之。《卫生易简方》

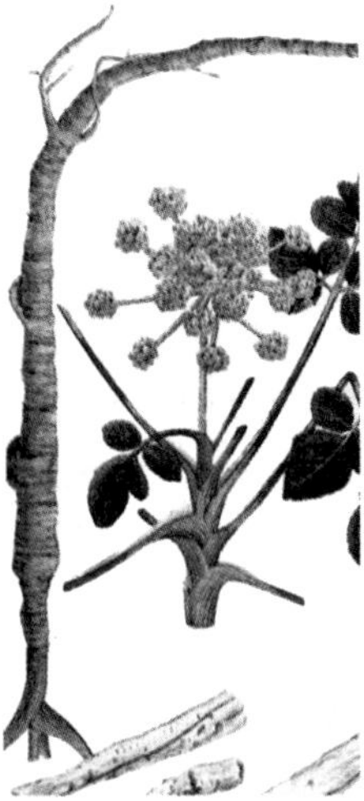

桔梗

（《本经》下品）

【释名】白药《别录》梗草《别录》[时珍曰]此草之根结实而梗直，故名。

根

【修治】[时珍曰]今但刮去浮皮，米泔水浸一夜，切片微炒用。

【气味】辛，微温，有小毒。[时珍曰]当以苦、辛、平为是。

【主治】胸胁痛如刀刺，腹满肠鸣幽幽，惊恐悸气。《本经》主口舌生疮，赤目肿痛。时珍

【发明】[时珍曰]朱肱《活人书》治胸中痞满不痛，用桔梗、枳壳，取其通肺利膈下气也。张仲景《伤寒论》治寒实结胸，用桔梗、贝母、巴豆，取其温中消谷破积也。又治肺

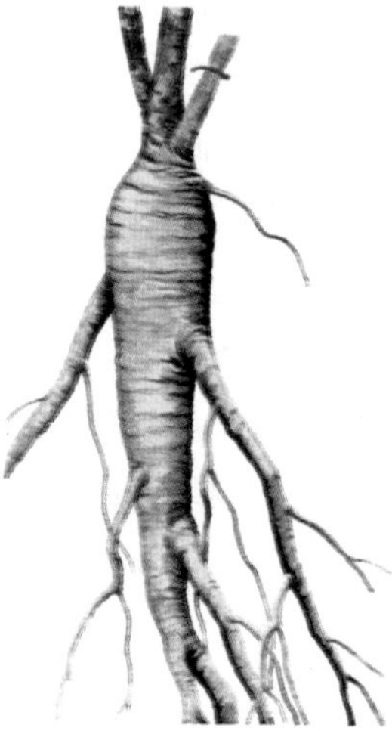

痈唾脓，用桔梗、甘草，取其苦辛清肺，甘温泻火，又能排脓血、补内漏也。其治少阴症二三日咽痛，亦用桔梗、甘草，取其苦辛散寒，甘平除热，合而用之，能调寒热也。后人易名柑桔汤，通治咽喉口舌诸病。

【附方】肺痈咳嗽胸满振寒，脉数咽干，不渴，时出浊唾腥臭，久久吐脓如粳米粥者，桔梗汤主之。桔梗一两，甘草二两，水三升，煮一升，分温再服。朝暮吐脓血则瘥。张仲景《金匮玉函方》喉痹毒气桔梗二两，水三升，煎一升，顿服。《千金方》

黄精

（《别录》上品）

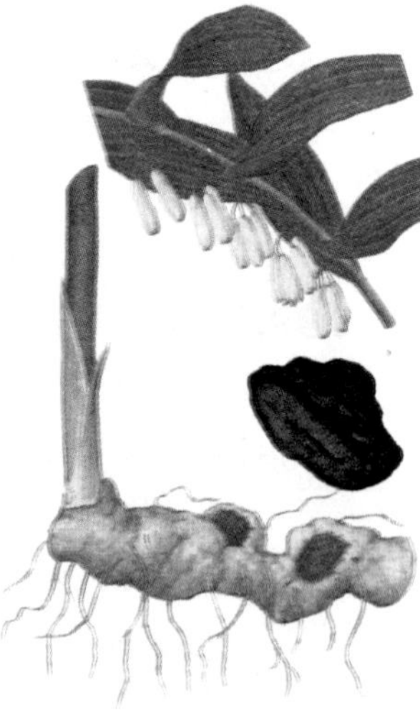

【释名】黄芝《瑞草经》鹿竹《别录》仙人余粮陶弘景救穷草《别录》重楼《别录》

[时珍曰] 黄精为服食要药，故《别录》列于草部之首。

根

【气味】甘，平，无毒。[时珍曰]忌梅实，花、叶、子并同。

【主治】补中益气，除风湿，安五脏。久服轻身延年不饥。《别录》补诸虚，止寒热，填精髓，下三尸虫。时珍

【发明】[时珍曰]黄精受戊己之淳气，故为补黄宫之胜品。

【附方】补肝明目黄精二斤，蔓菁子一斤淘，同和，九蒸九晒，为末。空心每米饮下二钱，日二服，延年益寿。《圣惠方》

萎蕤

（《本经》上品）

【释名】女萎《本经》葳蕤《吴普》委萎《尔雅》萎香《纲目》荧《尔雅》玉竹《别录》地节《别录》

【正误】[时珍曰]《本经》女萎，乃《尔雅》委萎二字，即《别录》萎蕤也，上古钞写讹为女萎尔。古方治伤寒风虚用女萎者，即萎蕤也，皆承本草之讹而称之。诸家不察，因中品有女萎名字相同，遂致费辩如此。今正其误，只依《别录》书萎蕤为纲，以便寻检。其治泄痢女萎，乃蔓草也，见本条。

【集解】[弘景曰]今处处有之。根似黄精，小异。服食家亦用之。

根

【修治】凡使勿用黄精并钩吻，二物相似。萎蕤节上有须毛，茎斑，叶尖处有小黄点，为不同。采得以竹刀刮去节皮，洗净，以蜜水浸一宿，蒸了焙干用。

【气味】甘，平，无毒。

【主治】主风温自汗灼热，及劳疟寒热，脾胃虚乏，男子小便频数，失精，一切虚损。时珍

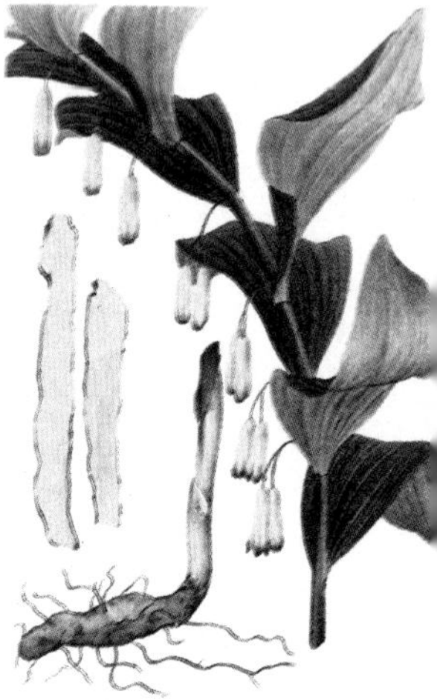

【发明】[时珍曰]萎蕤性平味甘，柔润可食。故朱肱《南阳活人书》，治风温自汗身重，语言难出，用萎蕤汤，以之为君药。予每用治虚劳寒热痁疟，及一切不足之症，用代参、耆，不寒不燥，大有殊功，不止于去风热湿毒而已，此昔人所未阐者也。

【附方】痫后虚肿小儿痫病瘥后，血气上虚，热在皮肤，身面俱肿。萎蕤、葵子、龙胆、茯苓、前胡等分，为末。每服一钱，水煎服。《圣济总录》

肉苁蓉

（《本经》上品）

【释名】肉松容《吴普》黑司命《吴普》[时珍曰]此物补而不峻，故有从容之号。

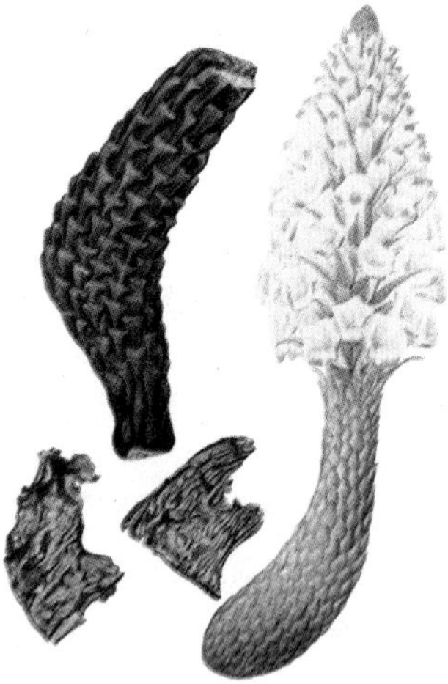

【修治】[敩曰]凡使先须清酒浸一宿，至明以棕刷去沙土浮甲，劈破中心，去白膜一重，如竹丝草样。有此，能隔人心前气不散，令人上气也。以甑蒸之，从午至酉取出，又用酥炙得所。

【气味】甘，微温，无毒。[《别录》曰]酸、咸。

【主治】五劳七伤，补中，除茎中寒热痛，养五脏，强阴，益精气，多子，妇人癥瘕。久服轻身。《本经》

【发明】[好古曰]命门相火不足者，以此补之，乃肾经血分药也。凡服苁蓉以治肾，必妨心。

【附方】补益劳伤精败面黑。用苁蓉四两，水煮令烂，薄切细研精羊肉，分为四度，下五味，以米煮粥空心食。《药性论》

赤箭

（《本经》上品）

天麻

【释名】赤箭芝《药性》独摇芝《抱朴子》定风草《药性》离母《本经》合离草《抱朴子》神草《吴普》鬼督邮《本经》[时珍曰]赤箭以状而名，天麻即赤箭之根。

【集解】[时珍曰]《本经》止有赤箭，后人称为天麻。

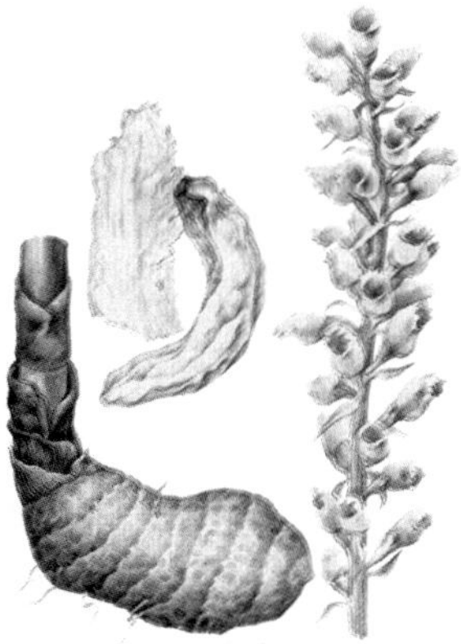

【修治】[敩曰]修事天麻十两，剉安于瓶中。用蒺藜子一镒，缓火熬焦，盖于天麻上，以三重纸封系，从巳至未取出。蒺藜炒过，盖系如前，凡七遍。用布拭上气汗，刀劈焙干，单捣用。若用御风草，亦同此法。[时珍曰]此乃治风痹药，故如此修事也。若治肝经风虚，惟洗净，以湿纸包，于煻火中煨熟，取出切片，酒浸一宿，焙干用。

【气味】辛，温，无毒。

【主治】杀鬼精物，蛊毒恶气。久服益气力，长阴肥健，轻身增年。《本经》主诸风湿痹，四肢拘挛，小儿风痫惊气，利腰膝，强筋力。久服益气，轻身长年。《开宝本草》治风虚眩晕头痛。张元素

【发明】[时珍曰] 天麻乃肝经气分之药。《素问》云：诸风掉眩，皆属于木。故天麻入厥阴之经而治诸病。按罗天益云：眼黑头眩，风虚内作，非天麻不能治。天麻乃定风草，故为治风之神药。今有久服天麻药，遍身发出红丹者，是其祛风之验也。

【附方】天麻丸消风化痰，清利头目，宽胸利膈。治心松烦闷，头晕欲倒，项急，肩背拘倦，神昏多睡，肢节烦痛，皮肤瘙痒，偏正头痛，面目虚浮，并宜服之。天麻半两，芎䓖二两，为末，炼蜜丸如芡子大。每食后嚼一丸，茶酒任下。《普济方》腰脚疼痛天麻、半夏、细辛各二两，绢袋二个，各盛药令匀，蒸热交互熨痛处，汗出则愈。数日再熨。《卫生易简方》

术

（《本经》上品）

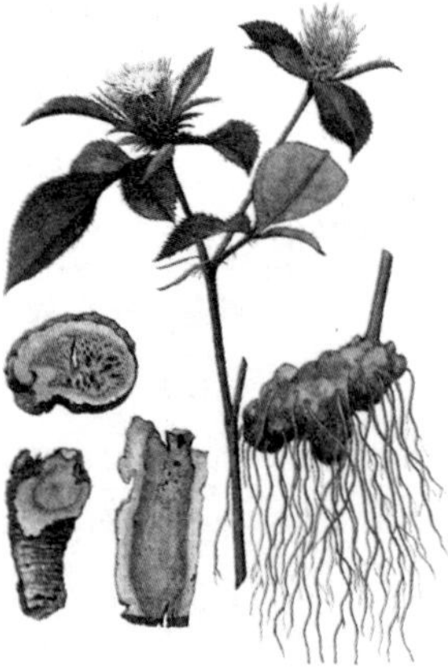

【释名】[时珍曰] 按六书本义，术字篆文，象其根干枝叶之形。《吴普》一名山芥，一名天蓟。因其叶似蓟，而味似姜、芥也。

【集解】[时珍曰] 白术，桴蓟也，吴越有之。人多取根栽莳，一年即稠。嫩苗可茹，叶稍大而有毛。根如指大，状如鼓

槌，亦有大如拳者。并以秋采者佳，春采者虚软易坏。

【气味】甘，温，无毒。

【主治】风寒湿痹，死肌痉疸，止汗除热消食。《本经》

【附方】老小滑泻白术半斤黄土炒过，山药四两炒，为末，饭丸。量人大小，米汤服。或加人参三钱。《濒湖集简方》

狗脊

（《本经》中品）

【释名】强膂《别录》扶筋《别录》百枝《本经》狗青《吴普》[时珍曰] 强膂、扶筋，以功名也。

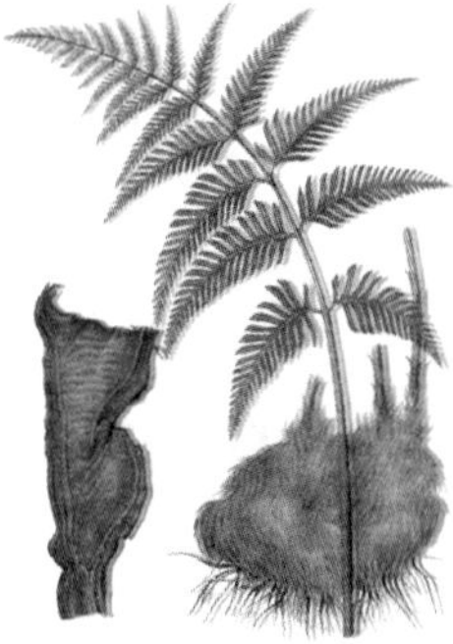

根

【气味】苦，平，无毒。

【主治】腰背强，关节缓急，周痹寒湿膝痛，颇利老人。《本经》强肝肾，健骨，治风虚。时珍

巴戟天

（《本经》上品）

【释名】不凋草《日华》三蔓草 [时珍曰] 名义殊不可晓。

根

【修治】[时珍曰]今法：惟以酒浸一宿，剉焙入药。若急用，只以温水浸软去心也。

【气味】辛，甘，微温，无毒。

【主治】大风邪气，阴痿不起，强筋骨，安五脏，补中增志益气。《本经》

【发明】[好古曰]巴戟天，肾经血分药也。

淫羊藿

（《本经》中品）

【释名】仙灵脾《唐本》放杖草《日华》弃杖草《日华》千两金《日华》干鸡筋《日华》黄连祖《日华》三枝九叶草《图经》刚前《本经》[时珍曰]豆叶曰藿，此叶似之，故亦名藿。仙灵脾、千两金、放杖、刚前，皆言其功力也。鸡筋、黄连祖，皆因其根形也。柳子厚文作仙灵毗，入脐曰毗，此物补下，于理尤通。

【集解】[《别录》曰]淫羊藿生上郡阳山山谷。

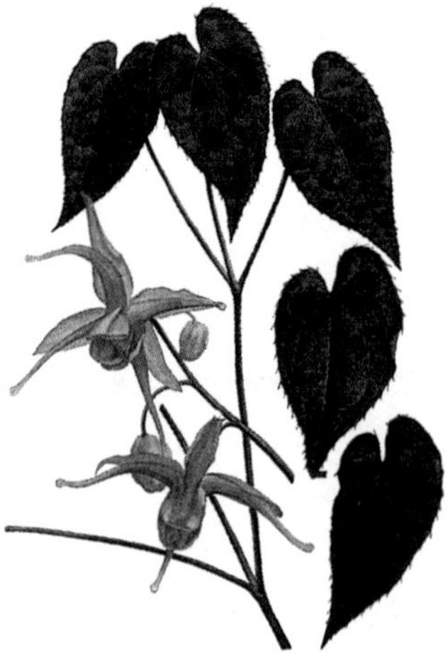

根叶

【修治】[敩曰]凡使时呼仙灵脾，以夹刀夹去叶四畔花枕，每一斤用羊脂四两拌炒，待脂尽为度。

【气味】辛，寒，无毒。

【主治】阴痿绝伤，茎中痛，利小便，益气力，强志。《本经》

【发明】[时珍曰]淫羊藿味甘气香，性温不寒，能益精气，乃手足阳明、三焦、命门药也，真阳不足者宜之。

【附方】仙灵脾酒益丈夫兴阳，理腰膝冷。用淫羊藿一斤，酒一斗，浸三日，逐时饮之。(《食医心镜》)

地榆

《本经》中品

【释名】玉豉　酸赭

【集解】[《别录》曰]地榆生桐柏及冤句山谷，二月、八月采根暴干。又曰：酸赭生昌阳山，采无时。

根

【气味】苦，微寒，无毒。

【主治】妇人乳产痓痛七伤，带下五漏，止痛止汗，除恶肉，疗金疮。《本经》

【发明】[颂曰]古者断下多用之。

【附方】赤白下痢骨立者。地榆一斤，水三升，煮一升半，去滓，再煎如稠饧，绞滤，空腹服三合，日再服。崔元亮《海上方》

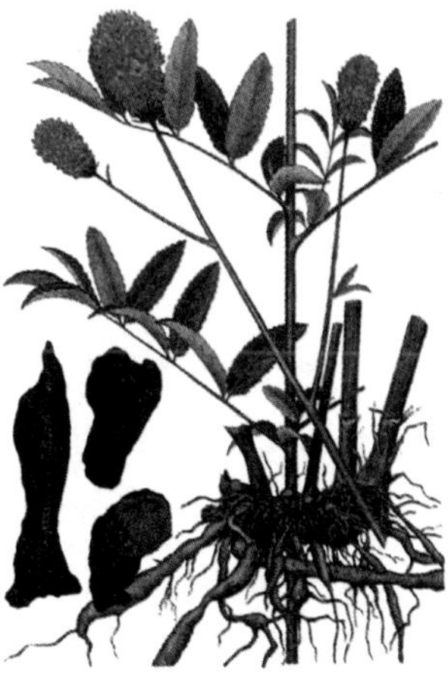

叶

【主治】作饮代茶，甚解热。苏恭

丹参

（《本经》上品）

【释名】赤参［时珍曰］五参五色配五脏。故人参入脾曰黄参，沙参入肺曰白参，玄参入肾曰黑参，牡蒙入肝曰紫参，丹参入心曰赤参，其苦参则右肾命门之药也。古人舍紫参而称苦参，未达此义尔。

【集解】［时珍曰］处处山中有之。一枝五叶，叶如野苏而尖，青色皱皮。小花成穗如蛾形，中有细子。其根皮丹而肉紫。

根

【气味】苦，微寒，无毒。

【主治】心腹邪气，肠鸣幽幽如走水，寒热积聚，止烦满，益气。《本经》

【发明】［时珍曰］丹参色赤味苦，气平而降，阴中之阳也。入手少阴、厥阴之经，心与包络血分药也。

【附方】丹参散治妇人经脉不调，或前或后，或多或少，产前胎不安，产后恶血不下，兼治冷热劳，腰脊痛，骨节烦疼。用丹参洗净，切晒为末。每服二钱，温酒调下。《妇人明理方》

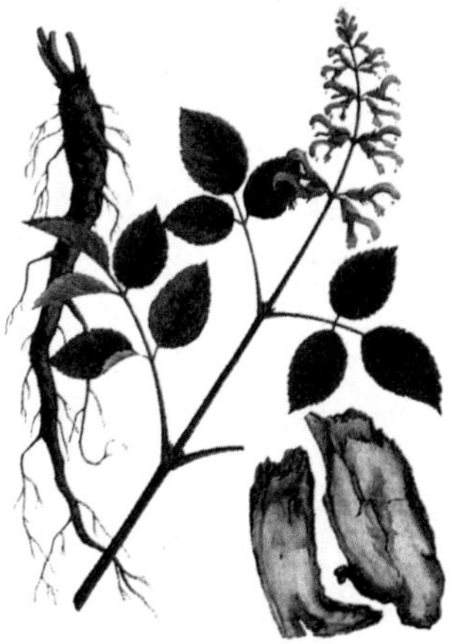

白头翁

（《本经》下品）

【释名】野丈人《本经》胡王使者《本经》奈何草《别录》[时珍曰]丈人、胡使、奈何，皆状老翁之意。

【集解】[《别录》曰]白头翁生高山山谷及田野，四月采。

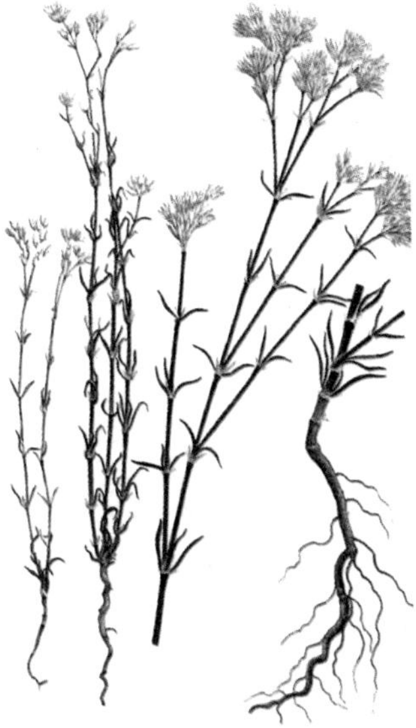

根

【气味】苦，温，无毒。

【主治】温疟狂易寒热，癥瘕积聚瘿气，逐血止痛，疗金疮。《本经》

【发明】[颂曰]俗医合补下药甚验，亦冲人。

【附方】白头翁汤治热痢下重。用白头翁一两，黄连、黄檗、秦皮各三两，水七升，煮二升，每服一升，不愈更服。妇人产后痢虚极者，加甘草、阿胶各二两。仲景《金匮玉函方》

三七

（《纲目》）

【释名】山漆《纲目》金不换[时珍曰]彼人言其药左三右四，故名三七。盖恐不然。金不换，贵重之称也。

根

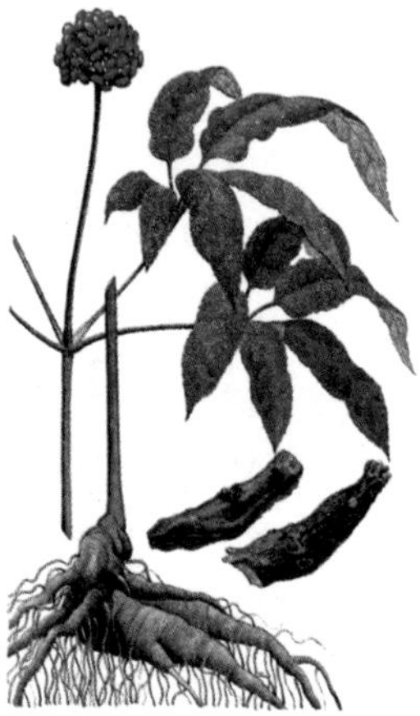

【气味】甘，微苦，温，无毒。

【主治】止血散血定痛，金刃箭伤跌扑杖疮血出不止者，嚼烂涂，或为末掺之，其血即止。亦主吐血衄血，下血血痢，崩中经水不止，产后恶血不下，血运血痛，赤目痈肿，虎咬蛇伤诸病。时珍

【发明】[时珍曰] 此药近时始出，南人军中用为金疮要药，云有奇功。

黄连

（《本经》上品）

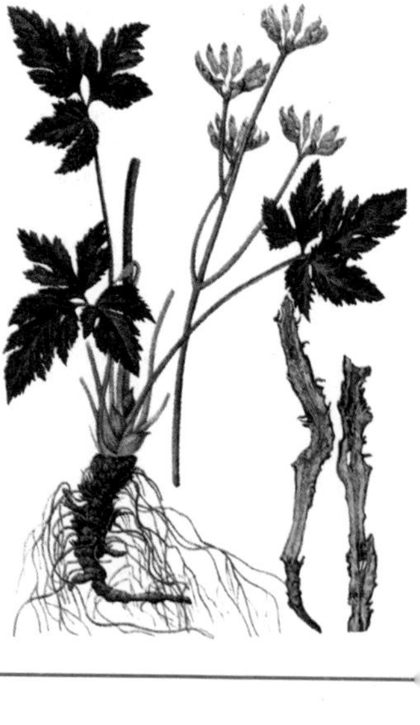

【释名】王连《本经》支连《药性》

[时珍曰]其根连珠而色黄，故名。

【集解】[《别录》曰] 黄连生巫阳川谷及蜀郡太山之阳，二月、八月采根。

根

【修治】[敩曰] 凡使以布拭去肉毛，用浆水浸二伏时，漉出，于柳木火上焙干用。

【气味】苦，寒，无毒。

【主治】热气，目痛眦伤泣出，明目，肠澼腹痛下痢，妇人阴中肿痛。久服令人不忘。《本经》

【发明】[好古曰]黄连苦燥，苦入心，火就燥。

【附方】心经实热泻心汤：用黄连七钱，水一盏半，煎一盏，食远温服。小儿减之。《和剂局方》

黄芩

（《本经》中品）

【释名】腐肠《本经》空肠《别录》内虚《别录》妒妇《吴普》经芩《别录》黄文《别录》印头《吴普》

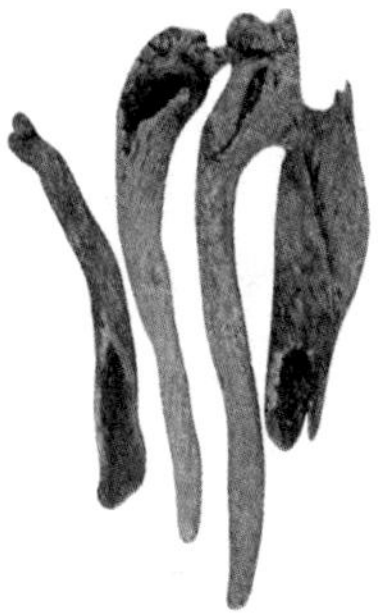

根

【气味】苦，平，无毒。[好古曰]气寒，味微苦而甘，阴中微阳，入手太阴血分。

【主治】疗痰热胃中热，小腹绞痛，消谷，利小肠。女子血闭淋露下血，小儿腹痛。《别录》治风热湿热头痛，奔豚热痛，火咳肺痿喉腥，诸失血。时珍

【发明】[震亨曰]黄芩降痰，假其降火也。凡去上焦湿热，须以酒洗过用。片芩泻肺火，须用桑白皮佐之。

【附方】吐衄下血黄芩三两，水三升，煎一升半，每温服一盏，亦治妇人漏下血。

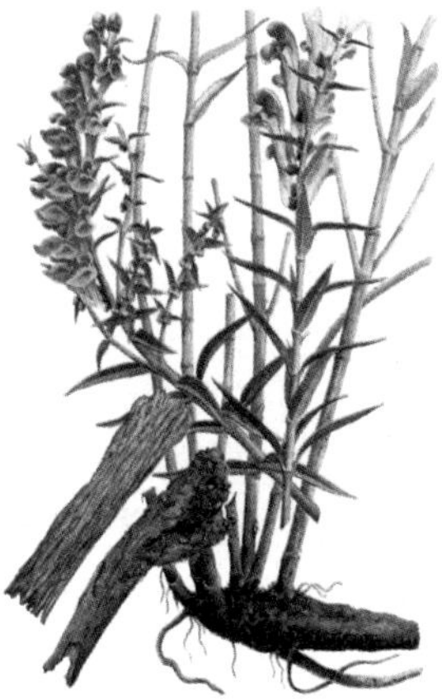

防风

（《本经》上品）

【释名】铜芸《本经》茴芸《吴普》茴草《别录》屏风《别录》百枝《别录》百蜚《吴普》[时珍曰]防者，御也。其功疗风最要，故名。

【集解】[《别录》曰]防风生沙苑川泽及邯郸、琅琊、上蔡，二月、十月采根暴干。

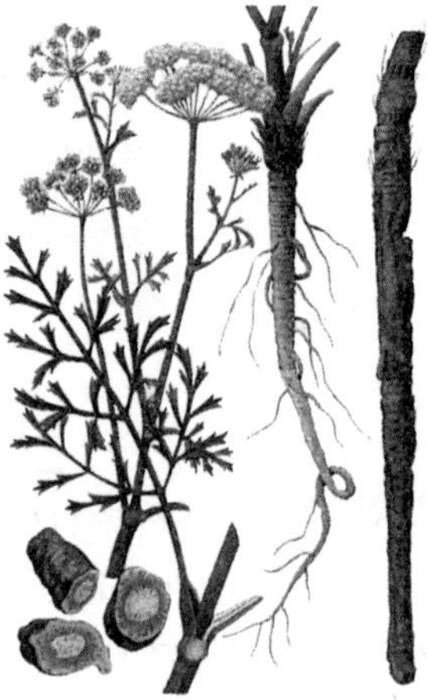

【气味】甘，温，无毒。

【主治】大风，头眩痛恶风，风邪目盲无所见，风行周身，骨节疼痹烦满。久服轻身。《本经》

【发明】[元素曰]防风，治风通用，身半已上风邪用身，身半已下风邪用梢，治风去湿之仙药也，风能胜湿故尔。能泻肺实，误服泻人上焦元气。

【附方】偏正头风防风、白芷等分，为末，炼蜜丸弹子大。每嚼一丸，茶清下。《普济方》

羌独活

（《本经》上品）

【释名】羌活《本经》羌青《本经》独摇草《别录》护羌使者《本经》胡王使者《吴普本草》长生草

【集解】[《别录》曰] 独活生雍州川谷，或陇西南安，二月、八月采根暴干。

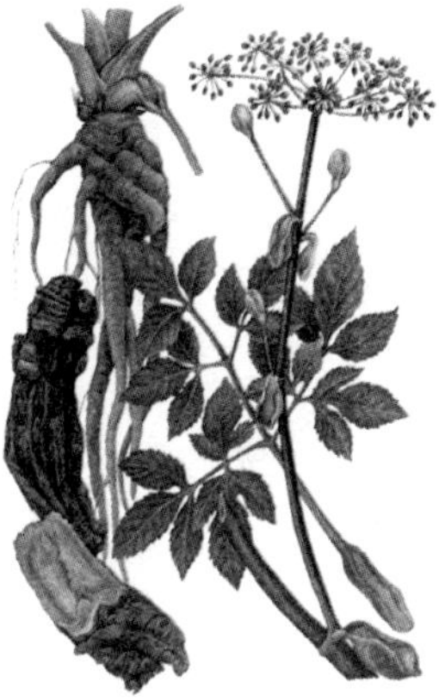

根

【修治】[时珍曰] 此乃服食家治法，寻常去皮或焙用尔。

【气味】苦、甘，平，无毒。

【主治】风寒所击，金疮止痛，女子疝瘕。久服轻身耐老。《本经》

【发明】[恭曰] 疗风宜用独活，兼水宜用羌活。

【附方】中风不语独活一两，酒二升，煎一升，大豆五合，炒有声，以药酒热投，盖之良久，温服三合，未瘥再服。陈延之《小品方》

贝母

(《本经》中品)

【释名】莔母《别录》苦菜《别录》苦花《别录》空草《别录》药实《别录》

【集解】[《别录》曰] 贝母生晋地，十月采根暴干。

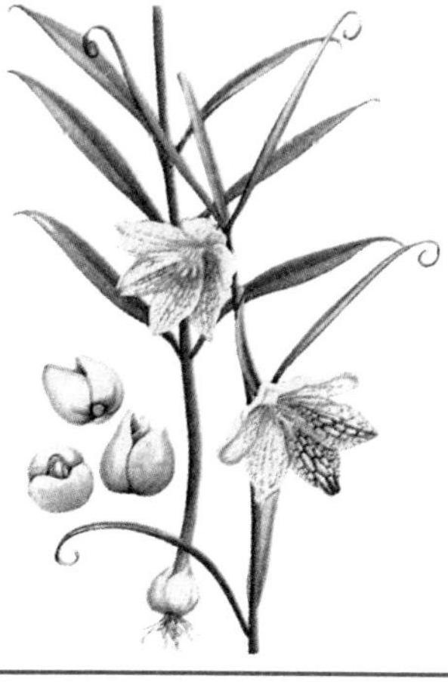

根

【修治】凡使，先于柳木灰中炮黄，擘破，去内口鼻中有米许大者心一颗，后拌糯米于𨫼上同炒，待米黄，去米用。

【气味】辛，平，无毒。

【主治】伤寒烦热，淋沥邪气疝瘕，喉痹乳难，金疮风痉。《本经》

【发明】[承曰] 贝母能散心胸郁结之气。作诗者，本以不得志而言。今用治心中气不快、多愁郁者，殊有功，信矣。

【附方】吐血不止 贝母炮研，温浆水服二钱。《圣惠方》

山慈姑

（宋《嘉祐》）

【释名】金灯《拾遗》鬼灯檠《纲目》朱姑《纲目》鹿蹄草《纲目》无义草

【集解】[藏器曰] 山慈姑生山中湿地，叶似车前，根如慈姑。

根

【气味】甘、微辛，有小毒。

【主治】痈肿疮瘘瘰疬结核等，酣磨傅之。亦剥人面皮，除皯黵。藏器

【附方】牙龈肿痛 红灯笼枝根，煎汤漱吐。孙天仁《集效方》

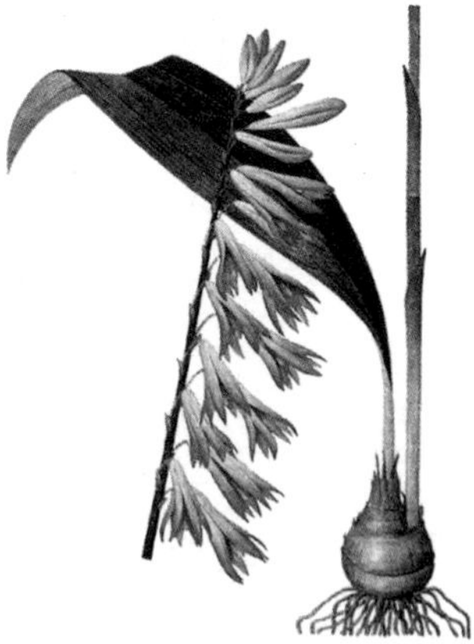

叶

【主治】疮肿，入蜜捣涂疮口，候清血出，效。慎微 涂乳痈、便毒尤妙。时珍

【附方】中溪毒生疮朱姑叶捣烂涂之。生冬间，叶如蒜叶。《外台秘要》

花

【主治】小便血淋涩痛，同地檗花阴干，每用三钱，水煎服。《圣惠方》

水仙

（《会编》）

【释名】金盏银台 [时珍曰] 此物宜卑湿处，不可缺水，故名水仙。金盏银台，花之状也。

【集解】[机曰] 水仙花叶似蒜，其花香甚清。九月初栽于肥壤，则花茂盛，瘦地则无花。五月初收根，以童尿浸一宿，晒干，悬火暖处。若不移宿根更旺。

根

【气味】苦、微辛，滑，寒，无毒。

【主治】痈肿及鱼骨哽。时珍

花

【主治】作香泽，涂身理发，去风气。又疗妇人五心发热，同干荷叶、赤芍药等分，为末，白汤每服二钱，热自退也。时珍

白微

（《本经》中品）

【释名】薇草《别录》白幕《别录》春草《本经》［时珍曰］微，细也，其根细而白也。

【集解】［《别录》曰］白微生平原川谷，三月三日采根，阴干。［弘景曰］近道处处有之。

根

【气味】苦、咸，平，无毒。［《别录》曰］大寒。

【主治】治惊邪风狂痓病，百邪鬼魅。弘景 风温灼热多眠，及热淋遗尿，金疮出血。时珍

【发明】［好古曰］古方多用治妇人，以本草有疗伤中淋露之故也。［时珍曰］白微古人多用，后世罕能知之。

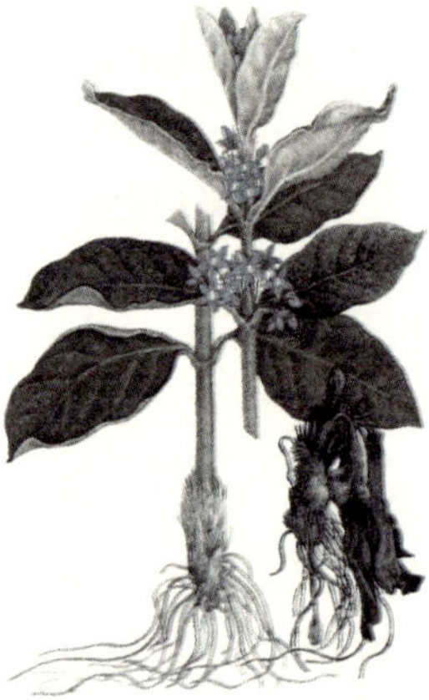

当归

（《本经》中品）

【释名】乾归《本经》山蕲《尔雅》白蕲《尔雅》文无《纲目》［时珍曰］古人娶妻为嗣续也，当归调血为女人要药，有思夫之意，故有当归之名，正与唐诗"胡麻好种无人种，正是归时又不归"之旨相同。

【集解】[时珍曰]今陕、蜀、秦州、汶州诸处人多栽莳为货。

【气味】甘，温，无毒。

【主治】咳逆上气，温疟寒热洗洗在皮肤中，妇人漏下绝子，诸恶疮疡金疮，煮汁饮之。《本经》

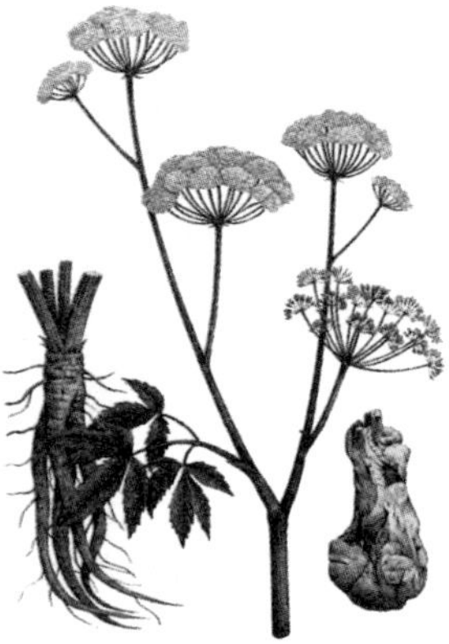

【发明】[元素曰]其用有三，一心经本药，二和血，三治诸病夜甚。凡血受病，必须用之。血壅而不流则痛，当归之甘温能和血，辛温能散内寒，苦温能助心散寒，使气血各有所归。

【附方】心下痛刺当归为末，酒服方寸匕。《必效方》

藁本

（《本经》中品）

【释名】藁茇《纲目》鬼卿《本经》地新《本经》微茎《别录》[时珍曰]古人香料用之，呼为藁本香。

【集解】[时珍曰]江南深山中皆有之，味麻，不堪作饮也。

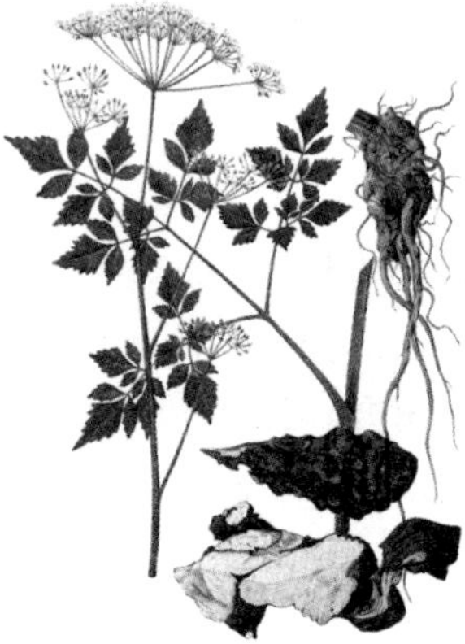

根

【气味】辛，温，无毒。[元素曰]足太阳本经药。

【主治】妇人疝瘕，阴中寒肿痛，腹中急，除风头痛，长肌肤悦颜色。《本经》

【发明】[元素曰]藁本乃太阳经风药，其气雄壮，寒气郁于本经，头痛必用之药。颠顶痛非此不能除。

【附方】大实心痛已用利药，用此彻其毒。藁本半两，苍术一两，作二服。水二钟，煎一钟，温服。《活法机要》

白芷

（《本经》上品）

【释名】白茝音止，又昌海切。芳香《本经》泽芬《别录》苻蓠《别录》莞音官。药音约。[时珍曰]徐锴云，初生根干为芷，则白芷之义取乎此也。

【集解】[《别录》曰]白芷生河东川谷下泽，二月、八月采根暴干。

根

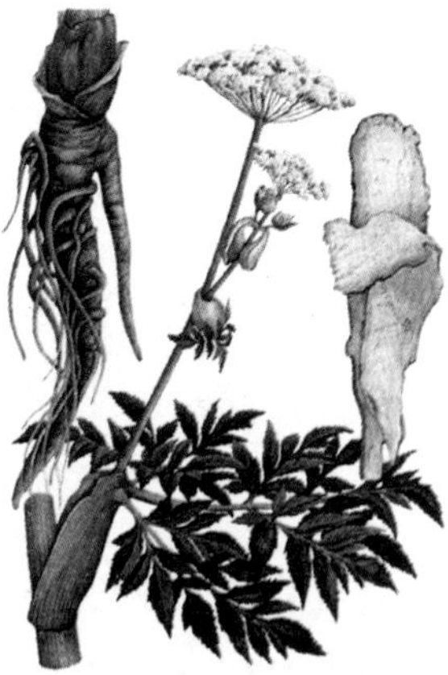

【修治】[时珍曰]今人采根洗刮寸截，以石灰拌匀，晒收，为其易蛀，并欲色白也。入药微焙。

【气味】辛，温，无毒。

【主治】女人漏下赤白，血闭阴肿，寒热，头风侵目泪出，长肌肤，润泽颜色，可作面脂。《本经》

【发明】[杲曰]白芷疗风通用，其气芳香，能通九窍，表汗不可缺也。

【附方】偏正头风百药不治，一服便可，天下第一方也。香白芷炒二两五钱，川芎炒、甘草炒、川乌头半生半熟各一两，为末。每服一钱，细茶、薄荷汤调下。《谈野翁试效方》

芍药

（《本经》中品）

【释名】将离《纲目》犁食《别录》白木《别录》余容《别录》白者名金芍药《图经》赤者名木芍药［时珍曰］罗愿《尔雅翼》言，制食之毒，莫良于勺，故得药名，亦通。

根

【修治】［时珍曰］今人多生用，惟避中寒者以酒炒，入女人血药以醋炒耳。

【气味】苦，平，无毒。

【主治】邪气腹痛，除血痹，破坚积，寒热疝瘕，止痛，利小便，益气。《本经》

【发明】［时珍曰］白芍药益脾，能于土中泻木。赤芍药散邪，能行血中之滞。日华子言赤补气，白治血，欠审矣。产后肝血已虚，不可更泻，故禁之。

【附方】腹中虚痛白芍药三钱，炙甘草一钱，夏月加黄芩五分，恶寒加肉桂一钱，冬月大寒再加桂一钱。水二盏，煎一半，温服。《洁古用药法象》

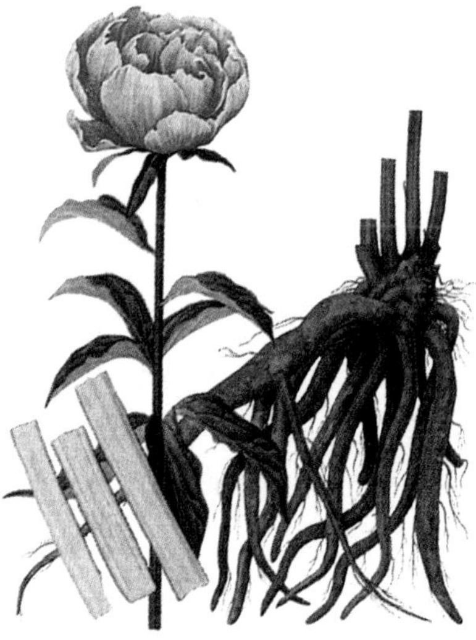

牡丹

（《本经》中品）

【释名】鼠姑《本经》鹿韭《本经》百两金《唐本草》木芍药《纲目》花王

【集解】[《别录》曰]牡丹生巴郡山谷及汉中，二月、八月采根阴干。

根皮

【修治】[敩曰]凡采得根日干，以铜刀劈破去骨，剉如大豆许，用清酒拌蒸，从巳至未，日干用。

【气味】辛，寒，无毒。

【主治】寒热，中风瘛疭，惊痫邪气，除癥坚瘀血留舍肠胃，安五脏，疗痈疮。《本经》

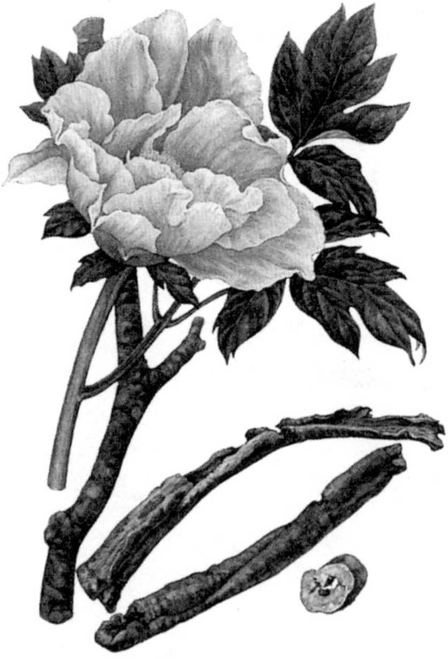

【发明】[杲曰]心虚，肠胃积热，心火炽甚，心气不足者，以牡丹皮为君。

【附方】伤损瘀血牡丹皮二两，虻虫二十一枚，熬过同捣末。每旦温酒服方寸匕，血当化为水下。贞元《广利方》

【附录】鼠姑[《别录》曰]味苦，平，无毒。主咳逆上气，寒热鼠瘘，恶疮邪气。

木香

（《本经》上品）

【释名】蜜香《别录》青木香弘景五木香《图经》南木香《纲目》

[时珍曰]木香，草类也，本名蜜香，因其香气如蜜也。

【集解】[《别录》曰]木香生永昌山谷。[时珍曰]木香南番诸国皆有，《一统志》云，药类丝瓜，冬月取根晒干。

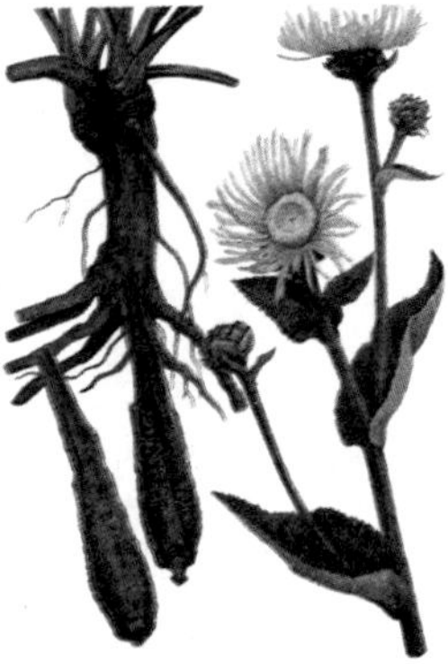

根

【气味】辛，温，无毒。[元素曰]气热，味辛、苦，气味俱厚，沉而降，阴也。

【主治】邪气，辟毒疫温鬼，强志，主淋露，久服不梦寤魇寐。《本经》行肝经气。煨熟，实大肠。震亨

【发明】[好古曰]《本草》云，主气劣，气不足，补也。

【附方】中气不省闭目不语，如中风状。南木香为末，冬瓜子煎汤灌下三钱。痰盛者，加竹沥、姜汁。《济生方》

山柰

（《纲目》）

【释名】山辣《纲目》三柰

【集解】：[时珍曰] 山柰生广中，人家栽之。根叶皆如生姜，作樟木香气。土人食其根如食姜，切断暴干，则皮赤黄色，肉白色。古之所谓廉姜，恐其类也。

根

【气味】辛，温，无毒。

【主治】暖中，辟瘴疠恶气，治心腹冷气痛，寒湿霍乱，风虫牙痛。入合诸香用。时珍

【附方】一切牙痛三柰子一钱，面包煨熟，入麝香二字，为末。随左右嗃一字入鼻内，口含温水漱去，神效。名海上一字散。《普济方》面上雀斑三柰子、鹰粪、密陀僧、蓖麻子等分，研匀，以乳汁调之，夜涂旦洗去。

山姜

（《拾遗》）

【释名】美草 [时珍曰] 与杜若之山姜，名同物异也。

【集解】[时珍曰] 山姜生南方，叶似姜，花赤色甚辛，子似草豆蔻，根如杜若及高良姜。今人以其子伪充草豆蔻，然其气甚猛烈。

根

【气味】辛，热，无毒。

【主治】腹中冷痛，煮服甚效。作丸散服，辟谷止饥。弘景去恶气，温中，中恶霍乱，心腹冷痛，功用如姜。《藏器》

花及子

【气味】辛，温，无毒。

【主治】调中下气，破冷气作痛，止霍乱，消食，杀酒毒。大明

豆蔻

（《别录》上品）

【释名】草豆蔻《开宝本草》**漏蔻**《草物志》**草果**郑樵《通志》［时珍曰］按扬雄《方言》云，凡物盛多曰蔻。豆蔻之名，或取此义。豆象形也。《南州异物志》作漏蔻，盖南人字无正音也。

【集解】［时珍曰］草豆蔻、草果虽是一物，然微有不同。今建宁所产豆蔻，大如龙眼而形微长，其皮黄白薄而棱峭，其仁大如缩砂仁而辛香气和。

仁

【气味】辛，温，涩，无毒。［好古曰］大辛热，阳也，浮也。入足太阴阳明经。

【主治】温中，心腹痛，呕吐，去口臭气。《别录》

下气，止霍乱，一切冷气消酒毒。《别录》

【发明】［时珍曰］豆蔻治病，取其辛热浮散，能入太阴阳明。

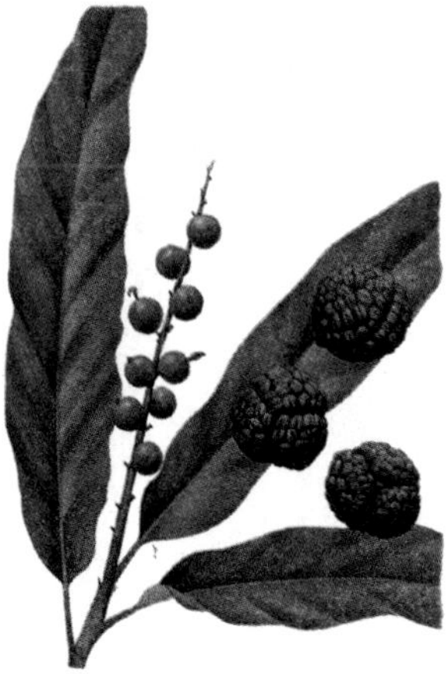

益智子

（宋《开宝》）

【释名】[时珍曰]脾主智，此物能益脾胃故也，与龙眼名益智义同。

【集解】[藏器曰]益智出昆仑国及交趾，今岭南州郡往往有之。

仁

【气味】辛，温，无毒。

【主治】遗精虚漏，小便余沥，益气安神，补不足，利三焦，调诸气。夜多小便者，取二十四枚碎，入盐同煎服，有奇验。

【发明】[刘元素曰]益智辛热，能开发郁结，使气宣通。

【附方】小便频数脬气不足也。雷州益智子盐炒，去盐，天台乌药等分，为末，酒煮山药粉为糊，丸如梧子大。每服七十丸，空心盐汤下。名缩泉丸。朱氏《集验方》

姜黄

（唐《本草》）

【释名】宝鼎香《纲目》

【集解】[时珍曰]近时以扁如干姜形者，为片子姜黄；圆如蝉腹形者，为蝉肚郁金，并可浸水染色。形虽似郁金，而色不黄也。

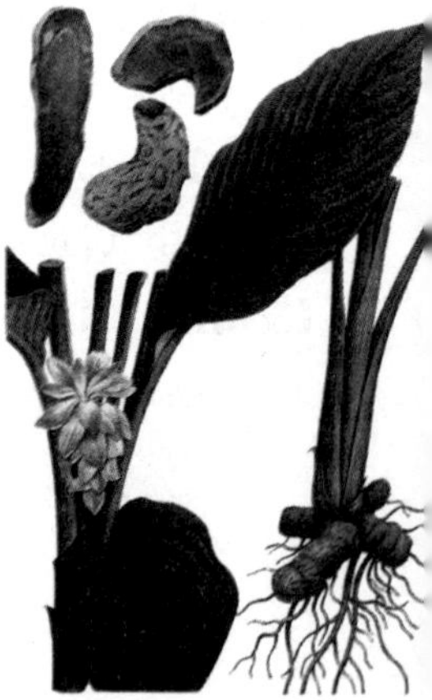

根

【气味】辛、苦，大寒，无毒。[藏器曰]辛少苦多，性热不冷。云大寒，误矣。

【主治】心腹结积疰忤，下气破血，除风热，消痈肿，功力烈于郁金。《唐本》

【发明】[时珍曰]姜黄、郁金形状功用皆相近。姜黄兼入脾，兼治气。古方五痹汤用片子姜黄，治风寒湿气手臂痛。

【附方】心痛难忍 姜黄一两，桂三两，为末，醋汤服一钱。《经验方》

茉莉

(《纲目》)

【释名】柰花 [时珍曰]杨慎《丹铅录》云：晋书都人簪柰花，即今茉莉花也。

【集解】[时珍曰]茉莉原出波斯，移植南海，今滇、广人栽莳之。其性畏寒，不宜中土。

花

【气味】辛，热，无毒。

【主治】蒸油取液，作面脂头泽，长发润燥香肌，亦入茗汤。时珍

根

【气味】热，有毒。

【主治】以酒磨一寸服，则昏迷一日乃醒，二寸二日，三寸三日。凡跌损骨节脱臼接骨者用此，则不知痛也。汪机

【附录】素馨 [时珍曰]素馨亦自西域移来，谓之耶悉茗花，即《酉阳杂俎》所载野悉蜜花

也。枝干袅娜，叶似茉莉而小。其花细瘦四瓣，有黄、白二色。采花压油泽头，甚香滑也。

郁金香

（宋《开宝》）

【释名】 郁香《御览》红蓝花《纲目》紫述香《纲目》草麝香茶矩摩佛书 [时珍曰] 汉郁林郡，即今广西、贵州、浔、柳、邕、宾诸州之地。《一统志》惟载柳州罗城县出郁金香，即此也。《金光明经》谓之茶矩摩香。此乃郁金花香，与今时所用郁金根，名同物异。

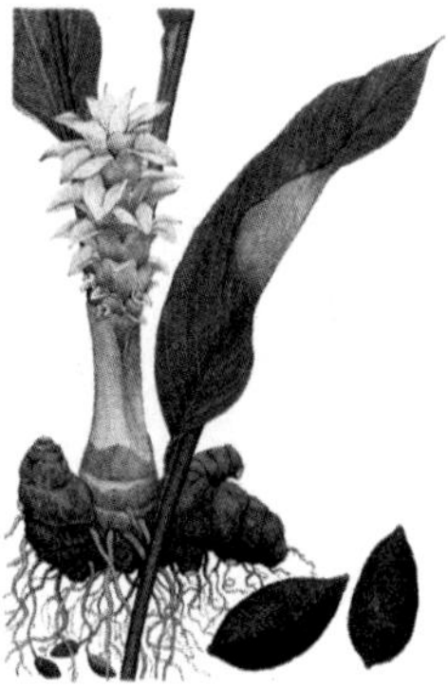

【集解】 [藏器曰] 郁金香生大秦国，二月、三月有花，状如红蓝，四月、五月采花，即香也。

【气味】 苦，温，无毒。[藏器曰] 平。

【主治】 蛊野诸毒，心腹间恶气鬼疰，鸦鹘等一切臭。入诸香药用。（藏器）

排草香

（《纲目》）

【集解】 [时珍曰] 排草香出交趾，今岭南亦或莳之，草根也，白色，状如细柳根，人多伪杂之。

根

【气味】辛，温，无毒。

【主治】辟臭，去邪恶气。时珍

【附录】瓶香　耕香［时珍曰］二香皆草状，恐亦排草之类也，故附之。

藿香

（宋《嘉祐》）

【释名】兜娄婆香

【集解】［禹锡曰］按《广志》云：藿香出海边国，茎如都梁，叶似水苏，可着衣服中。嵇含《南方草木状》云：出交阯、九真、武平、兴古诸国，吏民自种之，榛生，五六月采，日干乃芬香。

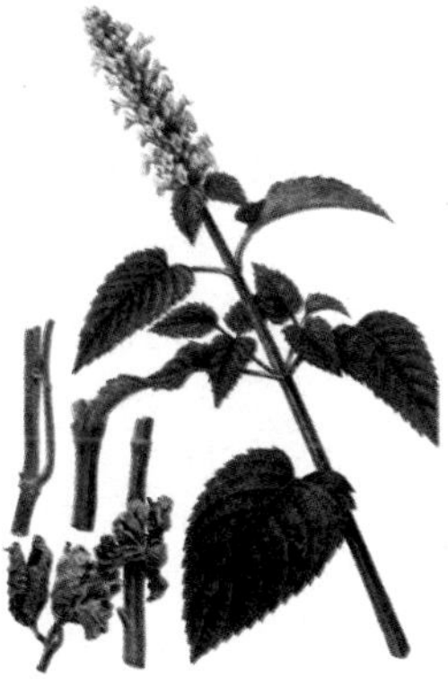

枝叶

【气味】辛，微温，无毒。

【主治】风水毒肿，去恶气，止霍乱心腹痛。《别录》

【发明】［杲曰］芳香之气助脾胃，故藿香能止呕逆，进饮食。

【附方】胎气不安气不升降，呕吐酸水。香附、藿香、甘草各三钱，为末，每服二钱，入盐少许，沸汤调服之。《普济方》）

兰草

（《本经》上品）

【释名】蕳水香《本经》香水兰《开宝》女兰《纲目》香草《纲目》燕尾香《开宝》大泽兰《炮炙论》煎泽草弘景兰泽草《唐本》省头草《纲目》都梁香李当之孩儿菊《纲目》千金草［志曰］叶似马兰，故名兰草。其叶有歧，俗呼燕尾香。时人煮水以浴，疗风，故又名香水兰。

【集解】［《别录》曰］兰草生太吴池泽，四月、五月采。

叶

【气味】辛，平，无毒。

【主治】利水道，杀蛊毒，辟不祥。久服益气轻身不老，通神明。《本经》

【发明】［时珍曰］按《素问》云，五味入口，藏于脾胃，以行其精气。津液在脾，令人口甘，此肥美所发也。其气上溢，转为消渴。治之以兰，除陈气也。

【附方】食牛马毒杀人者。省头草连根叶煎水服，即消。唐瑶《经验方》

马兰

（《日华》）

【释名】紫菊［时珍曰］其叶似兰而大，其花似菊而紫，故名。俗称物之大者为马也。

【集解】［藏器曰］马兰生泽旁，如泽兰而气臭，楚词以恶草喻恶人，北人见其花呼为紫菊，以其似单瓣菊花而紫也。又有山兰，生山侧，似刘寄奴，叶无桠，不对生，花心微黄赤，亦大破血，皆可用。

根、叶

【气味】辛，平，无毒。

【主治】主诸疟及腹中急痛，痔疮。时珍

【发明】[时珍曰]《医学集成》云：治痔用马兰根，捣傅片时，看肉平即去之。稍迟，恐肉反出也。

【附方】绞肠沙痛马兰根叶，细嚼咽汁，立安。《寿域神方》

薄荷

（《唐本草》）

【释名】蕃荷菜　金钱薄荷

【集解】[时珍曰]薄荷，人多栽莳。二月宿根生苗，清明前后分之。方茎赤色，其叶对生。入药以苏产为胜。野生者，茎叶气味都相似。

茎叶

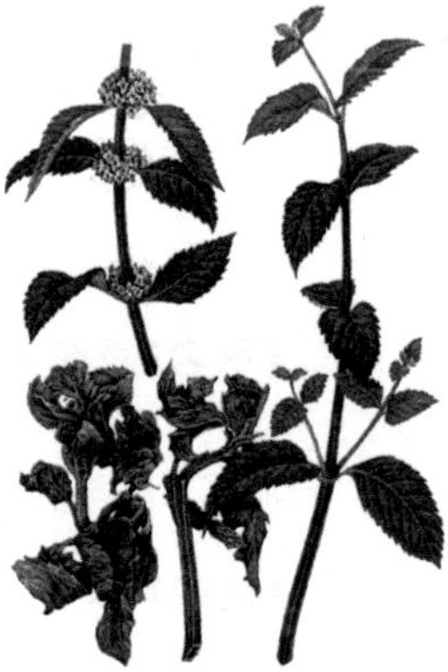

【气味】辛，温，无毒。[元素曰]辛、凉。

【主治】贼风伤寒发汗，恶气心腹胀满，霍乱，宿食不消，下气，煮汁服之，发汗，大解劳乏，亦堪生食。《唐本》

【发明】[时珍曰]薄荷入手太阴、足厥阴，辛能发散，凉能清利，专于消风散热，故头痛头风眼目咽喉口齿诸

病，小儿惊热及瘰疬疮疥，为要药。

【附方】风气瘙痒用大薄荷、蝉蜕等分，为末，每温酒调服一钱。《永类钤方》

水苏

（《本经》中品）

【释名】鸡苏《吴普》香苏《肘后方》龙脑薄荷《日用》[时珍曰]此草似苏而好生水旁，故名水苏，其叶辛香，可以煮鸡。

【集解】[《别录》曰]水苏生九真池泽，七月采。

茎叶

【气味】辛，微温，无毒。

【主治】下气杀谷，除饮食。辟口臭，去邪毒，辟恶气。久服通神明，轻身耐老。《本经》主吐血衄血血崩。《别录》作生菜食，除胃间酸水。时珍

【发明】[时珍曰]鸡苏之功，专于理血下气，清肺辟恶消谷，故太平和剂局方治吐血衄血、唾血咳血、下血血淋、口臭口苦、口甜喉腥、邪热诸病。

菊

（《本经》上品）

【释名】节华《本经》女节《别录》女华《别录》女茎《别录》日精《别录》更生《别录》傅延年《别录》治蔷《尔雅》金蕊《纲目》阴成《别录》周盈《别录》

【集解】[时珍曰]甘菊始生于山野，今则人皆栽植之。

花

【气味】苦，平，无毒。

【主治】诸风头眩肿痛，目欲脱，泪出，皮肤死肌，恶风湿痹。久服利血气，轻身耐劳延年。《本经》

【发明】[时珍曰] 菊春生夏茂，秋花冬实，备受四气，饱经霜露，叶枯不落，花槁不零，味兼甘苦，性禀平和。

【附方】酒醉不醒九月九日真菊花为末，饮服方寸匕。《外台秘要》

野菊

（《本草拾遗》）

【释名】苦薏 [时珍曰] 薏乃莲子之心，此物味苦似之，故与之同名。

【集解】[时珍曰] 苦薏处处原野极多，与菊无异，但叶薄小而多尖，花小而蕊多，如蜂窠状，气味苦辛惨烈。

根、叶、茎、花

【气味】苦、辛，温，有小毒。

【主治】治痈肿疔毒，瘰疬眼瘜。时珍

【附方】天泡湿疮野菊花根、枣木，煎汤洗之。《医学集成》

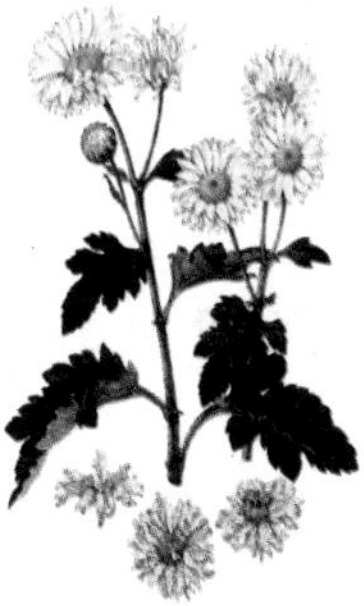

艾

(《别录》中品)

【释名】冰台《尔雅》医草《别录》黄草　艾蒿

【集解】[《别录》曰]艾叶生田野,三月三日采,暴干。[时珍曰]艾叶《本草》不著土产,但云生田野,宋时以汤阴复道者为佳。

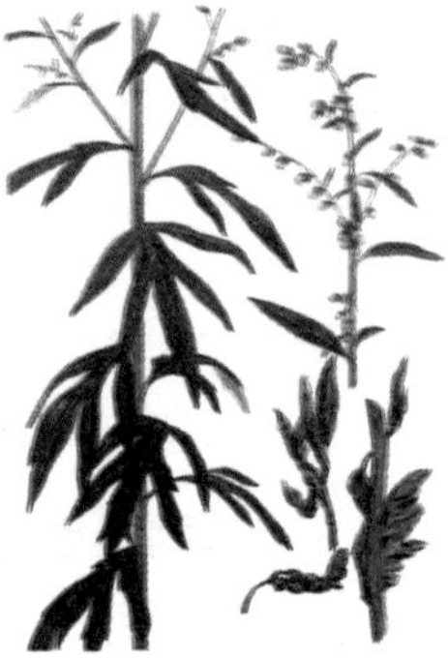

叶

【气味】苦,微温,无毒。

【主治】治带下,止霍乱转筋,痢后寒热。大明治带脉为病,腹胀满,腰溶溶如坐水中。好古温中逐冷除湿。时珍

【发明】[时珍曰]艾叶生则微苦太辛,熟则微辛太苦,生温熟热,纯阳也。

茵陈蒿

(《本经》上品)

【释名】[藏器曰]此虽蒿类,经冬不死,更因旧苗而生,故名因陈,后加蒿字耳。

【集解】[《别录》曰]茵陈生太山及丘陵坡岸上,五月及立秋采,阴干。

茎叶

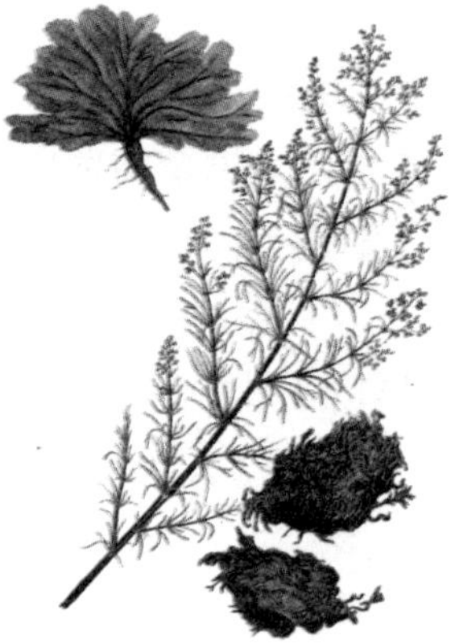

【气味】苦，平、微寒，无毒。

【主治】风湿寒热邪气，热结黄疸。久服轻身益气耐老。面白悦长年。白兔食之仙。《本经》

【发明】[弘景曰] 仙经云，白蒿，白兔食之仙。而今茵陈乃云此，恐是误耳。

【附方】茵陈羹除大热黄疸，伤寒头痛，风热瘴疟，利小便。以茵陈细切，煮羹食之。生食亦宜。《食医心镜》

夏枯草

（《本经》下品）

【释名】夕句《本经》乃东《本经》燕面《别录》铁色草

【集解】[别录曰] 夏枯草生蜀郡川谷，四月采。

【正误】[震亨曰] 郁臭草有臭味，即茺蔚是也；夏枯草无臭味，明是两物。俱生于春，夏枯先枯而无子，郁臭后枯而结子。

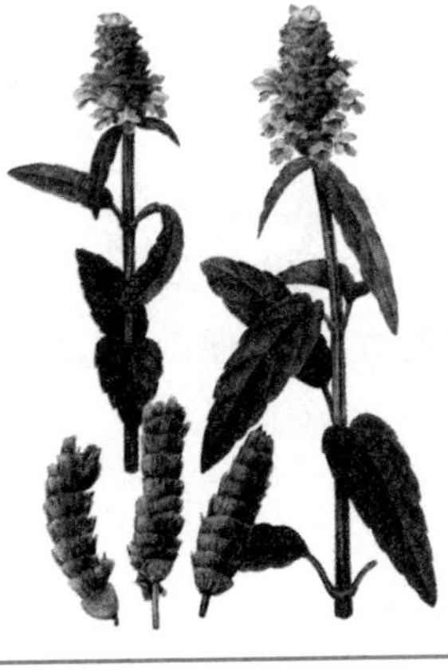

茎叶

【气味】苦、辛，寒，无毒。[之才曰]土瓜为之使。伏汞砂。

【主治】寒热瘰疬鼠瘘头疮，破症，散瘿结气，脚肿湿痹，轻身。《本经》

【发明】[震亨曰]本草言夏枯草大治瘰疬，散结气。有补养厥阴血脉之功，而不言及。观其退寒热，虚者可使；若实者以行散之药佐之，外以艾灸，亦渐取效。

【附方】明目补肝肝虚目睛痛，冷泪不止，筋脉痛，羞明怕日。夏枯草半两，香附子一两，为末。每服一钱，腊茶汤调下。《简要济众》

刘寄奴草

（《唐本草》）

【释名】金寄奴大明乌藤菜《纲目》

【集解】[恭曰]刘寄奴草生江南。茎似艾蒿，长三四尺，叶似山兰草而尖长，一茎直上有穗，叶互生，其子似稗而细。

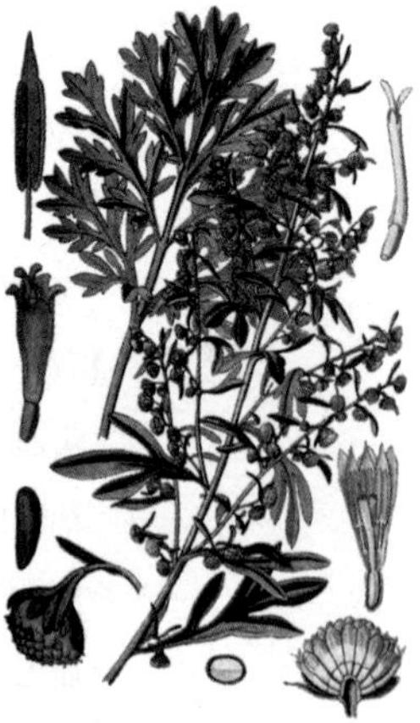

【修治】[敩曰]凡采得，去茎叶，只用实。以布拭去薄壳令净，拌酒蒸，从巳至申，暴干用。

【气味】苦，温，无毒。

【主治】破血下胀。多服令人下痢。苏恭

【附方】大小便血刘寄奴为末，茶调空心服二钱，即止。《集简方》

鸡冠

（宋《嘉祐》）

【释名】[时珍曰]以花状命名。

【集解】[时珍曰]鸡冠处处有之。

苗

【气味】甘，凉，无毒。

【主治】疮痔及血病。时珍

子

【气味】甘，凉，无毒。

【主治】止肠风泻血，赤白痢。藏器 崩中带下，入药炒用。大明

花

【气味】甘，凉，无毒。

【主治】痔漏下血，赤白下痢，崩中赤白带下，分赤白用。时珍

【附方】产后血痛 白鸡冠花，酒煎服之。《李楼奇方》

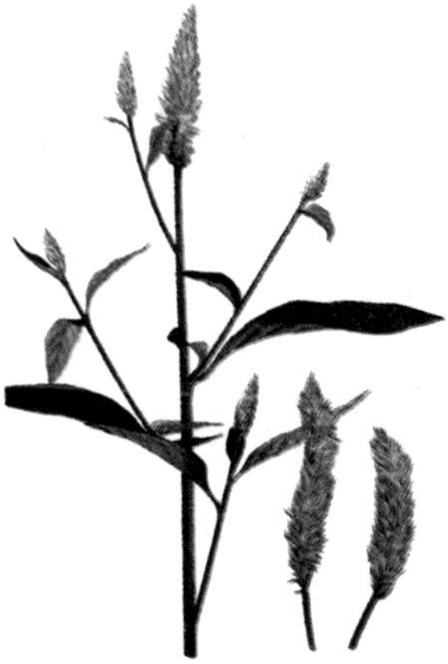

大蓟、小蓟

（《别录》中品）

【释名】虎蓟弘景马蓟范汪猫蓟弘景刺蓟《日华》山牛蒡《日华》鸡项草《图经》千针草《图经》野红花《纲目》

【集解】[别录曰]大小蓟，五月采。

大蓟根叶

【气味】甘，温，无毒。[弘景曰]有毒。[权曰]苦，平。[大明曰]叶凉。

【主治】女子赤白沃，安胎，止吐血鼻衄，令人肥健。《别录》

小蓟根苗

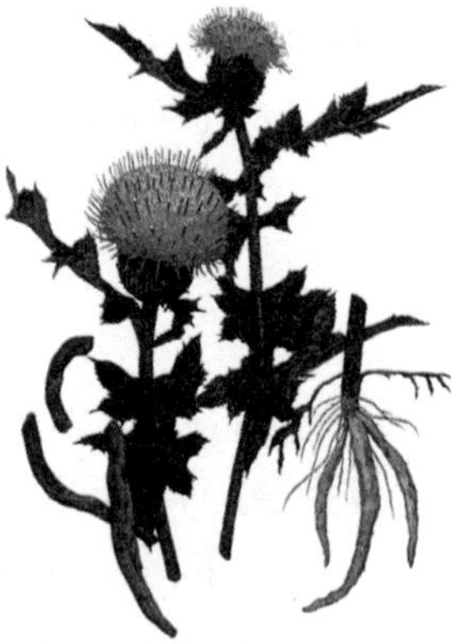

【气味】甘，温，无毒。[大明曰]凉。

【主治】养精保血。《别录》作菜食，除风热。夏月热烦不止，捣汁半升服，立瘥。孟诜

【发明】[大明曰]小蓟力微，只可退热，不似大蓟能健养下气也。

【附方】疔疮恶肿千针草四两，乳香一两，明矾五钱，为末。酒服二钱，出汗为度。《普济方》

大青

（《别录》中品）

【释名】[时珍曰]其茎叶皆深青，故名。

【集解】[别录曰]大青三四月采茎，阴干。

茎叶

【气味】苦，大寒，无毒。[权曰]甘。[时珍曰]甘、微咸，不苦。

【主治】时气头痛，大热口疮。《别录》

【发明】[颂曰]古方治伤寒黄汗、黄疸等，有大青汤。又治伤寒头身强、腰脊痛，葛根汤内亦用大青。大抵时疾多用之。

【附方】喉风喉痹大青叶捣汁灌之，取效止。《卫生易简方》

芦

（《别录》下品）

【释名】苇音伟葭音加花名蓬茙《唐本》

【集解】[时珍曰]芦有数种，有长丈许，中空皮薄色白者，葭也，芦也，苇也。

根

【气味】甘，寒，无毒。

【主治】消渴客热，止小便利。《别录》寒热时疾烦闷，泻痢人渴，孕妇心热。大明

笋

【气味】小苦，冷，无毒。

【主治】膈间客热，止渴，利小便，解河豚及诸鱼蟹毒。宁源

【发明】[时珍曰]用逆水芦根并厚朴二味等分，煎汤服，盖芦根甘能益胃，寒能降火故也。

【附方】反胃上气芦根、茅根各二两，水四升，煮二升，分服。《千金方》食狗肉毒心下坚，或腹胀口干，忽发热妄语。芦根煮汁服。

茎、叶

【气味】甘，寒，无毒。

【主治】治金疮，生肉灭瘢。徐之才

【发明】[时珍曰]芦中空虚，故能入心肺，治上焦虚热。

【附方】霍乱烦渴腹胀，芦叶一握，水煎服。

蓬茙

【气味】甘，寒，无毒。

【主治】煮汁服，解中鱼蟹毒。苏颂烧灰吹鼻，止衄血，亦入崩中药。时珍

麻黄

（《本经》中品）

【释名】龙沙《本经》卑相《别录》卑盐《别录》[时珍曰]诸名殊不可解。或云其味麻，其色黄，未审然否？

【集解】[别录曰]麻黄生晋地及河东，立秋采茎，阴干令青。

茎

【修治】[弘景曰]用之折去节根，水煮十余沸，以竹片掠去上沫。沫令人烦，根节能止汗故也。

【气味】苦，温，无毒。

【主治】中风伤寒头痛，温疟，发表出汗，去邪热气，止咳逆上气，除寒热，破症坚积聚。《本经》

【发明】[弘景曰]麻黄疗伤寒，解肌第一药。

【附方】伤寒黄疸表热者，麻黄醇酒汤主之。麻黄一把，去节绵裹，美酒五升，煮取半升，顿服取小汗。春月用水煮。《千金方》

根节

【气味】甘，平，无毒。

【主治】止汗，夏月杂粉扑之。弘景

【发明】[权曰]麻黄根节止汗。又牡蛎粉、粟粉并麻黄根等分，为末，生绢袋盛贮。盗汗出，即扑，手摩之。

【附方】盗汗阴汗麻黄根、牡蛎粉为末，扑之。

【附录】云花草[时珍曰]按葛洪肘后方治马疥，有云花草，云状如麻黄，而中坚实也。

石龙刍

（《本经》上品）

【释名】龙须《本经》龙修《山海经》龙华《别录》龙珠《本经》悬莞《别录》草续断《本经》缙云草《纲目》方宾《别录》西王母簪

【集解】[别录曰]石龙刍生梁州山谷湿地，五月、七月采茎暴干，以九节多珠者良。[时珍曰]龙须丛生，状如粽心草及凫茈，苗直上，夏月茎端开小穗花，结细实，并无枝叶。今吴人多栽莳织席，他处自生者不多也。

茎

【气味】苦，微寒，无毒。[别录曰]微温。

【主治】心腹邪气，小便不利淋闭，风湿鬼疰恶毒。久服补虚羸，轻身，耳目聪明，延年。《本经》

地黄

（《本经》上品）

【释名】地髓《本经》

【集解】[别录曰]地黄生咸阳川泽黄土地者佳，二月、八月采根，阴干。

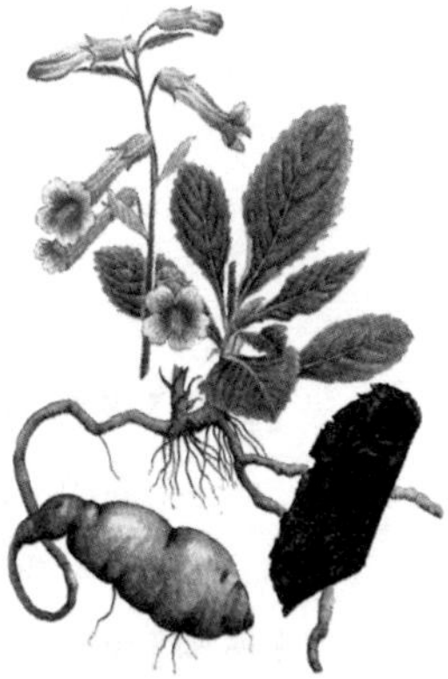

干地黄

【气味】甘，寒，无毒。[别录曰]苦。[权曰]甘，平。

【主治】伤中，逐血痹，填骨髓，长肌肉。作汤除寒热积聚，除痹，疗折跌绝筋，久服轻身不老。生者尤良。《本经》治齿痛唾血。

生地黄

【气味】大寒。

【主治】妇人崩中血不止，及产后血上薄心闷绝。伤身胎动下血，胎不落，堕坠踠折，淤血流血，鼻衄吐血，皆捣饮之。《别录》

【发明】[好古曰]生地黄入手少阴，又为手太阳之剂。[时珍曰]《本经》所谓干地黄者，乃阴干、日干、火干者，故又云生者尤良。

熟地黄

【气味】甘、微苦，微温，无毒。

【主治】填骨髓，长肌肉，生精血，补五脏，内伤不足，通血脉，利耳目，黑须发，男子五劳七伤，女子伤中胞漏，经候不调，胎产百病。时珍

【发明】[时珍曰]生地黄能生精血，熟地黄能补精血。

牛膝

(《本经》上品)

【释名】牛茎《广雅》百倍《本经》山苋菜《救荒》对节菜

【集解】[别录曰]牛膝生河内川谷及临朐，二月、八月、十月采根，阴干。

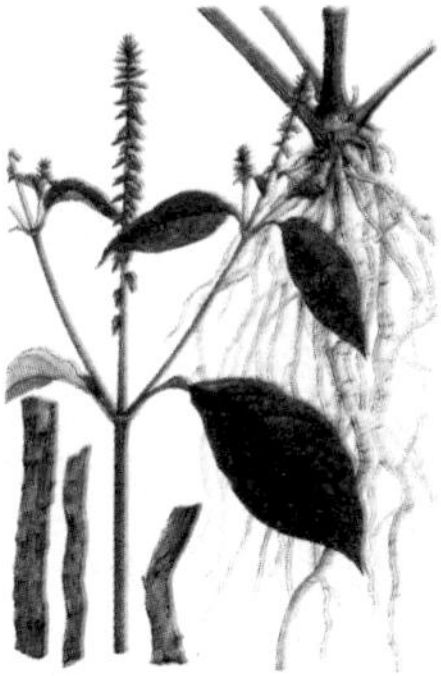

根

【修治】[时珍曰]今惟以酒浸入药，欲下行则生用，滋补则焙用，或酒拌蒸过用。

【气味】苦、酸，平，无毒。

【主治】寒湿痿痹，四肢拘挛，膝痛不可屈伸，逐血气，伤热火烂，堕胎。久服轻身耐老。《本经》

【发明】[权曰]病人虚羸者，加而用之。

【附方】劳疟积久不止者。长大牛膝一握，生切，以水六升，煮二升，分三服。清早一服，

未发前一服，临发时一服。《外台秘要》消渴不止下元虚损。牛膝五两为末，生地黄汁五升浸之，日曝夜浸，汁尽为度，蜜丸梧子大，每空心温酒下三十丸。久服壮筋骨，驻颜色，黑发，津液自生。《经验后方》

茎、叶

【主治】寒湿痿痹，老疟淋秘，诸疮。功同根，春夏宜用之。时珍

【附方】气湿痹痛腰膝痛。用牛膝叶一斤切，以米三合，于豉汁中煮粥，和盐酱空腹食之。《圣惠方》

迎春花

（《纲目》）

【集解】[时珍曰]处处人家栽插之，丛生，高者二三尺，方茎厚叶。叶如初生小椒叶而无齿，面青背淡。对节生小枝，一枝三叶。正月初开小花，状如瑞香，花黄色，不结实。

叶

【气味】苦，涩，平，无毒。

【主治】肿毒恶疮，阴干研末，酒服二三钱，出汗便瘥。《卫生易简方》

车前

（《本经》上品）

【释名】当道《本经》马舄音昔牛遗并《别录》牛舌《诗疏》车轮菜《救荒》地衣《纲目》蛤蟆衣《别录》

【集解】[别录曰]车前生真定平泽丘陵阪道中，五月五日采，阴干。

子

【修治】[时珍曰]凡用须以水淘洗去泥沙，晒干。入汤液，炒过用；入丸散，则以酒浸一夜，蒸熟研烂，作饼晒干，焙研。

【气味】甘，寒，无毒。

【主治】气癃止痛，利水道小便，除湿痹。久服轻身耐老。《本经》

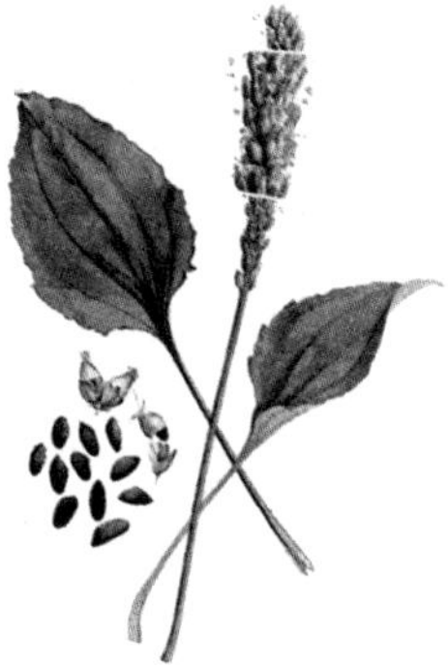

【发明】[弘景曰]车前子性冷利，仙经亦服饵之，云令人身轻，能跳越岸谷，不老长生也。

【附方】补虚明目驻景丸：治肝肾俱虚，眼昏黑花，或生障翳，迎风有泪。久服补肝肾，增目力。车前子、熟地黄酒蒸焙各三两，菟丝子酒浸五两，为末，炼蜜丸梧子大。每温酒下三十丸，日二服。《和剂局方》

草及根

【修治】[斅曰]凡使须一窠有九叶，内有蕊，茎可长一尺二寸者。和蕊叶根，去上子，称一镒者，力全。使叶勿使蕊茎，锉细，于新瓦上摊干用。

【气味】甘，寒，无毒。

【主治】金疮止血，衄鼻，瘀血，血瘕，下血，小便赤，止烦下气，除小虫。《别录》

【发明】[弘景曰]其叶捣汁服，疗泄精甚验。

【附方】小便不通车前草一斤，水三升，煎取一升半，分三服。一方，入冬瓜汁。一方，入桑叶汁。《百一方》

狗尾草

（《纲目》）

【释名】莠（音酉） **光明草**《纲目》**阿罗汉草**［时珍曰］莠草秀而不实，故字从秀。穗形像狗尾，故俗名狗尾。其茎治目痛，故方士称为光明草、阿罗汉草。

【集解】［时珍曰］原野垣墙多生之。苗叶似粟而小，其穗亦似粟，黄白色而无实。采茎筒盛，以治目病。恶莠之乱苗，即此也。

茎

【主治】疣目，贯发穿之，即干灭也。凡赤眼拳毛倒睫者，翻转目睑，以一二茎蘸水戛去恶血，甚良。时珍

连翘

（《本经》下品）

【释名】连《尔雅》**异翘**《尔雅》**旱莲子**药性**兰华**《吴普》**三廉**《别录》**折根**《别录》［时珍曰］按《尔雅》云，连异翘，则是本名连，又名异翘。人因合称为连翘矣。

【集解】［别录曰］连翘生太山山谷，八月采，阴干。宏景曰：处处有之，今用茎连花实。

【气味】苦，平，无毒。［时珍曰］微苦辛。

【主治】去白虫。《别录》通利五淋，小便不通，除心家客热。甄权通小肠，排脓，治疮疖，止痛，通月经。大明

茎、叶

【主治】心肺积热。时珍

【发明】[时珍曰]连翘状似人心，两片合成，其中有仁甚香，乃少阴心经厥阴包络气分主药也。

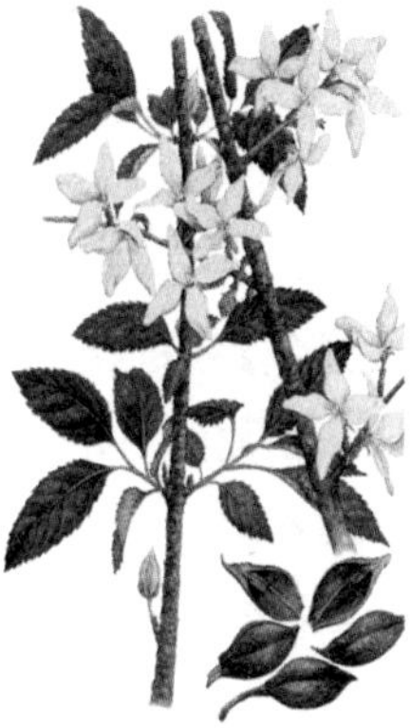

翘根

【气味】甘，寒平，有小毒。[好古曰]苦寒。

【主治】下热气，益阴精，令人面悦好，明目，久服轻身耐老。《本经》以用蒸饮酒病人。《别录》

【发明】[《本经》曰]翘根生嵩高平泽，二月、八月采。

蓖麻

（唐《本草》）

【集解】[时珍曰]取蓖麻油法：用蓖麻仁五升捣烂，以水一斗煮之，有沫撇起，待沫尽乃止。去水，以沫煎至点灯不炸、滴水不散为度。

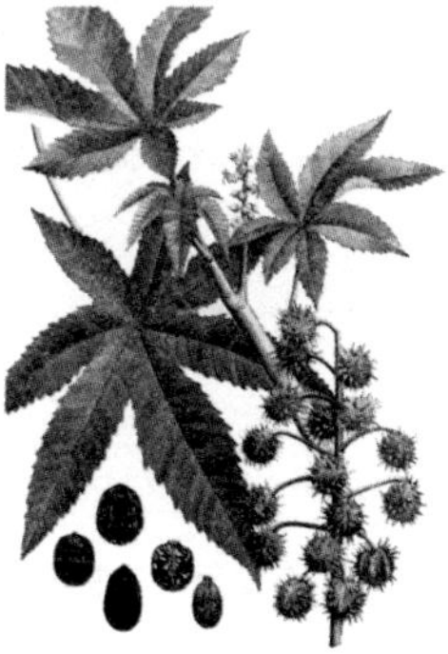

【气味】甘，辛，平，有小毒。

【主治】以水研二十枚服之，吐恶沫，加至三十枚，三日一服，瘥则止。又主风虚寒热，身体疮痒浮肿，榨取油涂之。《唐本》

【发明】[时珍曰]蓖麻仁甘、辛,有毒热,气味颇近巴豆,亦能利人,故下水气。

【附方】催生下胎不拘生胎死胎。蓖麻二个,巴豆一个,麝香一分,研贴脐中并足心。又下生胎,一月一粒,温酒吞下。《集简方》

半夏

(《本经》下品)

【释名】守田《别录》水玉《本经》地文《别录》和姑《本经》

【集解】[别录曰]半夏生槐里川谷。五月、八月采根,暴干。

【修治】[弘景曰]凡用,以汤洗十许过,令滑尽。不尔,有毒戟人咽喉。方中有半夏必须用生姜者,以制其毒故也。

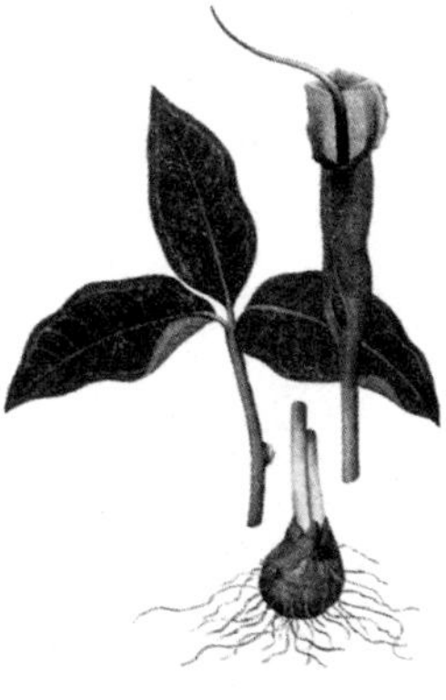

根

【气味】辛,平,有毒。

【主治】伤寒寒热,心下坚,胸胀咳逆,头眩,咽喉肿痛,肠鸣,下气止汗。《本经》

【发明】[权曰]半夏使也。虚而有痰气,宜加用之。

【附方】风痰喘急千缗汤用半夏汤洗七个,甘草炙、皂荚炒各一寸,姜二片,水一盏,煎七分,温服。《和剂局方》

凤仙

(《纲目》)

【释名】急性子《救荒》旱珍珠《纲目》金凤花《纲目》小桃红

《救荒》**夹竹桃**《救荒》**染指甲草**《救荒》**菊婢**[时珍曰]其花头翅尾足，俱翘翘然如凤状，故以名之。

【集解】[时珍曰]凤仙人家多种之，极易生。

子

【气味】微苦，温，有小毒。

【主治】产难，积块噎膈，下骨哽，透骨通窍。时珍

【发明】[时珍曰]凤仙子其性急速，故能透骨软坚。庖人烹鱼肉硬者，投数粒即易软烂，是其验也。因其透骨，最能损齿，与玉簪根同，凡服者不可着齿也。多用亦戟人咽。

【附方】产难催生 凤仙子二钱，研末。水服，勿近牙。外以蓖麻子随年数捣涂足心。《集简方》

花

【气味】甘，滑，温，无毒。

【主治】蛇伤，擂酒服即解。又治腰胁引痛不可忍者，研饼晒干为末，空心每酒服三钱，活血消积。时珍

【附方】风湿卧床不起 用金凤花、柏子仁、朴消、木瓜煎汤洗浴，每日二三次。内服独活寄生汤。《扶寿精方》

根、叶

【气味】苦、甘、辛，有小毒。

【主治】鸡鱼骨哽，误吞铜铁，杖扑肿痛，散血通经，软坚透骨。时珍

【附方】马患诸病 白凤仙花连根叶熬膏。遇马有病，抹其眼四角上，即汗出而愈。《卫生易简方》

芫花

（《本经》下品）

【释名】[时珍曰]芫或作杬，其义未详。

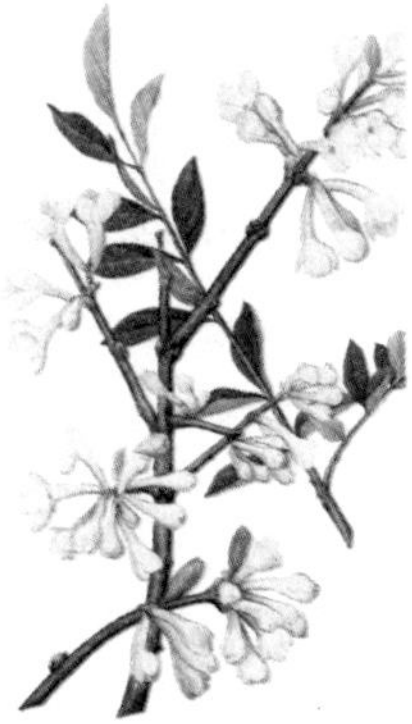

【集解】[时珍曰]芫花留数年陈久者良。用时以好醋煮十数沸，去醋，以水浸一宿，晒干用，则毒灭也。或以醋炒者次之。

【气味】辛，温，有小毒。

【主治】咳逆上气，喉鸣喘，咽肿短气，蛊毒鬼疟，疝瘕痈肿。杀虫鱼。《本经》

【发明】[时珍曰]张仲景治伤寒太阳证，表不解，心下有水气，干呕发热而咳，或喘或利者，小青龙汤主之。

【附方】水蛊胀满芫花、枳壳等分，以醋煮芫花至烂，乃下枳壳煮烂，捣丸梧子大。每服三十丸，白汤下。《普济方》

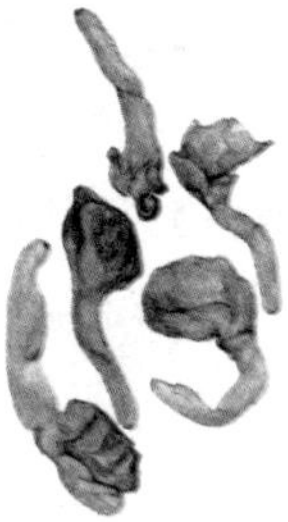

莽草

（《本经》下品）

【释名】芒草《山海经》鼠莽

【集解】[别录曰]莽草生上谷山谷及冤句。五月采叶，阴干。

叶

【修治】[敩曰]凡使取叶细锉，以生甘草、水蓼二味同盛入生稀绢袋中，甑中蒸一日，去二件，晒干用。

【气味】辛，温，有毒。

【主治】风毒痈肿，乳痈疝瘕，除结气疥瘙。杀虫鱼。《本经》

【发明】颂曰：古方治风毒痹厥诸酒，皆用莽草。今医家取叶煎汤，热含少顷吐之，治牙齿风虫及喉痹甚效。

【附方】风虫牙痛《肘后方》：用莽草煎汤，热漱冷吐。一加山椒皮。一加独活。一加郁李仁。

荨麻

（宋《图经》）

【集解】[颂曰]荨麻生江宁府山野中。

【气味】辛、苦，寒，有大毒。吐利人不止。

【主治】蛇毒，捣涂之。苏颂 风疹初起，以此点之，一夜皆失。时珍

菟丝子

（《本经》上品）

【释名】菟缕《别录》菟累《别录》菟芦《本经》菟丘《广雅》赤网《别录》玉女《尔雅》唐蒙《尔雅》火焰草《纲目》野狐丝《纲目》金线草 [弘景曰] 旧言下有茯苓，上有菟丝，不必尔也。

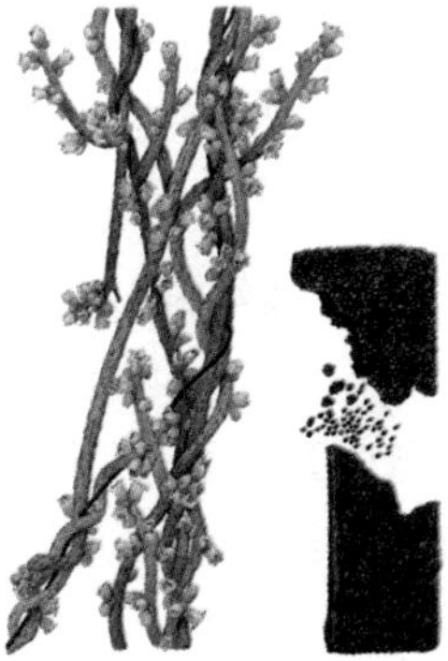

【集解】[弘景曰]田野墟落中甚多，皆浮生蓝、纻麻、蒿上。其实《仙经》俗方并以为补药，须酒浸一宿用，宜丸不宜煮。

子

【修治】[时珍曰]凡用以温水淘去沙泥，酒浸一宿，曝干捣之。不尽者，再浸曝捣，须臾悉细。

【气味】辛、甘，平，无毒。

【主治】续绝伤，补不足，益气力，肥健人。《本经》

【发明】[斅曰]菟丝子禀中和凝正阳气，一茎从树感枝而成，从中春上阳结实，故偏补人卫气，助人筋脉。

【附方】消渴不止菟丝子煎汁，任意饮之，以止为度。《事林广记》

苗

【气味】甘，平，无毒。

【主治】浴小儿，疗热痱。弘景

【附方】目中赤痛野狐丝草，捣汁点之。《圣惠方》

五味子

(《本经》上品)

【释名】[恭曰]五味，皮肉甘、酸，核中辛、苦，都有咸味，此则五味具也。

【集解】[时珍曰]五味今有南北之分，南产者色红，北产者色黑。人滋补药必用北产者乃良。

【气味】酸，温，无毒。

【主治】益气，咳逆上气，劳伤羸瘦，补不足，强阴，益男子精。《本经》

【发明】[思邈曰]五六月宜常服五味子汤，以益肺金之气，在上则滋源，在下则补肾。

【附方】久咳肺胀五味二两，粟壳白饧炒过半两，为末，白饧丸弹子大。每服一丸，水煎服。《卫生家宝方》

木鳖子

（《开宝》）

【释名】木蟹

【集解】[志曰]出朗州及南中。七八月采实。

仁

【气味】甘，温，无毒。

【主治】折伤，消结肿恶疮，生肌，止腰痛，除粉刺，妇人乳痈，肛门肿痛。《开宝》

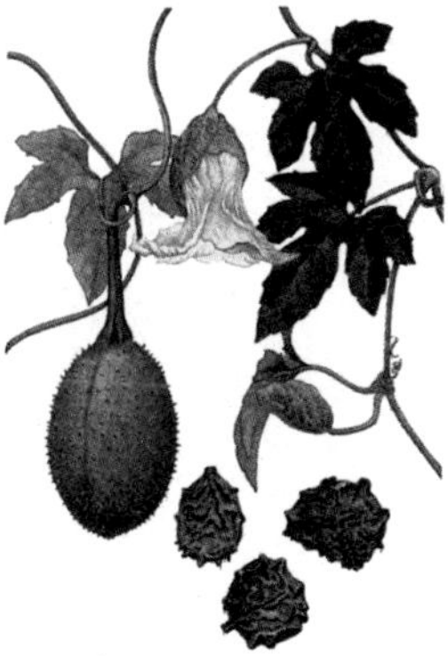

【发明】[机曰]按刘绩《霏雪录》云，木鳖子有毒，不可食。昔蓟门有人生二子，恣食成痞。其父得一方，以木鳖子煮猪肉食之。其幼子当夜、长子明日死。友人马文诚方书亦载此方。因著此为戒。

【附方】脚气肿痛木鳖子仁，每个作两边，麸炒过，切碎再炒，去油尽为度。每两入厚朴半两，为末。热酒服二钱，令醉，得汗愈。梦秘授方也。《永类方》

牵牛子

（《别录》下品）

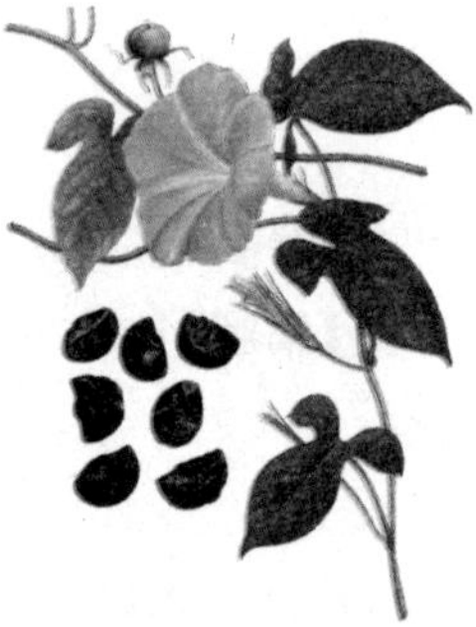

【释名】黑丑《纲目》草金铃《炮炙论》盆甑草《纲目》狗耳草《救荒》[时珍曰] 近人隐其名为黑丑，白者为白丑，盖以丑属牛也。

【集解】[时珍曰] 今多只碾取头末，去皮麸不用。亦有半生半熟用者。

【气味】苦，寒，有毒。

【主治】下气，疗脚满水肿，除风毒，利小便。《别录》

【发明】[时珍曰] 牵牛自宋以后，北人常用取快。及刘守真、张子和出，又倡为通用下药。

【附方】大便不通《简要济众方》：用牵牛子半生半熟，为末。每服二钱，姜汤下。未通，再以茶服。一方，加大黄等分。一方，加生槟榔等分。

月季花

（《纲目》）

【释名】月月红　胜春　瘦客　斗雪红

【集解】[时珍曰] 处处人家多栽插之，亦蔷薇类也。青茎长蔓硬刺，叶小于蔷薇，而花深红，千叶厚瓣，逐月开放，不结子也。

【气味】甘，温，无毒。

【主治】活血，消肿，傅毒。时珍

【附方】瘰疬未破用月季花头二钱，沉香五钱，芫花炒三钱，碎锉，入大鲫鱼腹中，就以鱼肠封固，酒、水各一盏，煮熟食之，即愈。鱼须安粪水内游死者方效。此是家传方，活人多矣。《谈野翁试验方》

葛

（《本经》中品）

【释名】鸡齐《本经》鹿藿《别录》黄斤《别录》

【集解】[别录曰]葛根生汶山川谷，五月采根，曝干。

葛根

【气味】甘、辛，平，无毒。

【主治】消渴，身大热，呕吐，诸痹，起阴气，解诸毒。《本经》

【发明】[弘景曰]生葛捣汁饮，解温病发热。五月五日日中时，取根为屑，疗金疮断血为要药，亦疗疟及疮，至良。

【附方】伤寒头痛二三日发热者葛根五两，香豉一升，以童子小便八升，煎取二升，分三服。食葱豉粥取汗。《梅师方》

葛谷

【气味】甘，平，无毒。

【主治】下痢十岁已上。《本经》解酒毒。时珍

葛花

【气味】甘、平、无毒。

【主治】消酒。《别录》

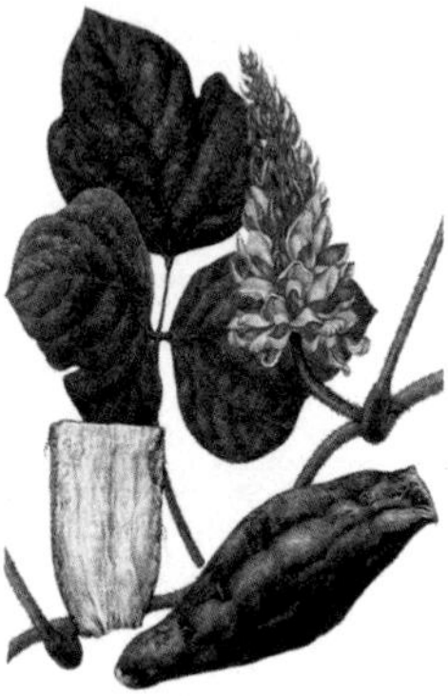

叶

【主治】金疮止血。《别录》

蔓

【主治】卒喉痹。烧研，水服方寸匕。苏恭消痈肿。时珍

【附方】小儿口噤病在咽中，如麻豆许，令儿吐沫，不能乳食。葛蔓烧灰一字，和乳汁点之，即瘥。《圣惠方》

【附录】铁葛《拾遗》[藏器曰]根：味甘，温，无毒。主一切风，血气羸弱，令人壮健。久服，治风缓偏风。生山南峡中。叶似枸杞，根如葛，黑色。

天门冬

（《本经》上品）

【释名】颠勒《本经》颠棘《尔雅》天棘《纲目》万岁藤[时珍曰]此草蔓茂，而功同麦门冬，故曰天门冬，或曰天棘。

【集解】[别录曰]天门冬生奉高山谷。二月、三月、七月、八月采根，曝干。[时珍曰]生苗时，亦可以沃地栽种。

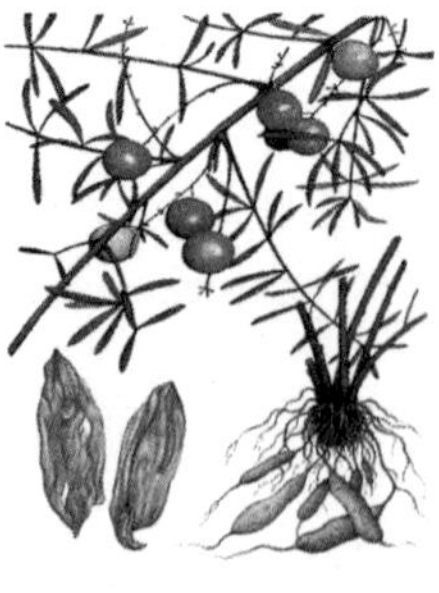

根

【修治】[颂曰]二、三、七、八月采根，蒸剥去皮，四破去心，曝干用。

【气味】苦，平，无毒。

【主治】诸暴风湿偏痹，强骨髓，杀三虫，去伏尸。久服轻身益气延年。不饥。《本经》

【发明】[权曰]天门冬冷而能补，患人五虚而热者，宜加用之。和地黄为使，服之耐老头不白。

【附方】天门冬酒补五脏、调六腑，令人无病。天门冬三十斤，去心捣碎，以水二石，煮汁一石，糯米一斗，细麹十斤，如常炊酿，酒熟，日饮三杯。

何首乌

（《开宝》）

【释名】[时珍曰]赤者能消肿毒，外科呼为疮帚、红内消。

【集解】[时珍曰]凡诸名山、深山产者，即大而佳也。

根

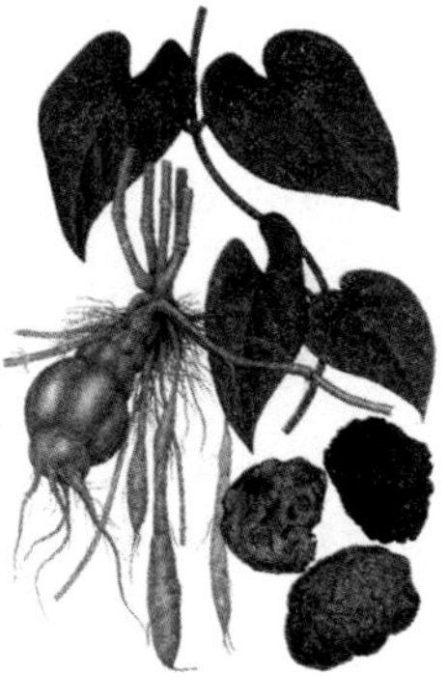

【气味】苦、涩，微温，无毒。

【主治】瘰疬，消痈肿，疗头面风疮，治五痔，止心痛，益血气，黑髭发，悦颜色。久服长筋骨，益精髓，延年不老。亦治妇人产后及带下诸疾。《开宝》

【发明】[时珍曰]何首乌，足厥阴、少阴药也。

【附方】自汗不止何首乌末，津调，封脐中。《集简方》

茎、叶

【主治】风疮疥癣作痒，煎汤洗浴，甚效。时珍

土茯苓

（《纲目》）

【释名】土萆　刺猪苓《图经》山猪粪《纲目》草禹余粮《拾遗》仙遗粮《纲目》冷饭团《纲目》硬饭《纲目》山地栗《纲目》

【集解】[颂曰]施州一种刺猪苓，蔓生。春夏采根，削皮焙干。彼土人用傅疮毒，殊效。

根

【气味】甘、淡，平，无毒。

【主治】健脾胃，强筋骨，去风湿，利关节，止泄泻，治拘挛骨痛，恶疮痈肿。解汞粉、银朱毒。时珍

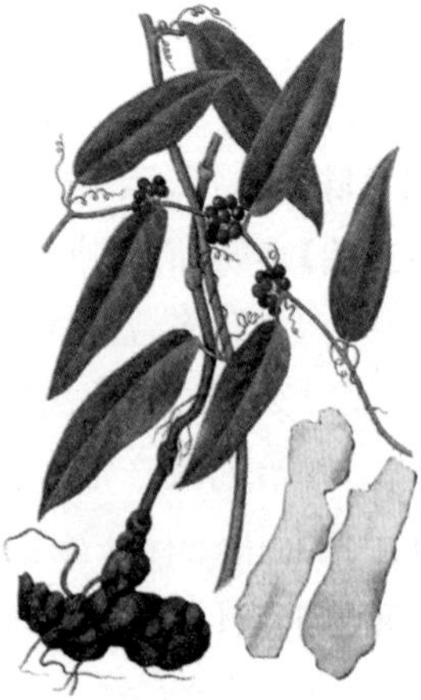

【发明】[机曰]近有好淫之人，多病杨梅毒疮，药用轻粉，愈而复发，久则肢体拘挛，变为痈漏，延绵岁月，竟致废笃。惟剉土萆薢三两，或加皂荚、牵牛各一钱，水六碗，煎三碗，分三服，不数剂，多瘥。

【附方】小儿杨梅疮起于口内，延及遍身，以土萆研末，乳汁调服。月余自愈。《外科发挥》

木莲

（《拾遗》）

【释名】薜荔《拾遗》木馒头《纲目》鬼馒头

【集解】[藏器曰]薜荔夤绿树木，三五十年渐大，枝叶繁茂。叶圆，长二三寸，厚若石韦。生子似莲房，打破有白汁，停久如漆。中有细子，一年一熟。子亦入药，采无时。

叶

【气味】酸，平，无毒。

【主治】背痈，干末服之，下利即愈。苏颂

【发明】[艾晟曰]《图经》言薜荔治背疮。近见宜兴县一老举人，年七十余，患发背。村中无医药，急取薜荔叶研烂绞汁，和蜜饮数升，以滓傅之，后用他药傅贴遂愈。其功实在薜荔，乃知《图经》之言不妄。

藤汁

【主治】白癜风，疬疡风，恶疮疥癣，涂之。大明

木莲

【气味】甘，平，涩，无毒。

【主治】壮阳道，尤胜。苏颂固精消肿，散毒止血，下乳，治久痢肠痔，心痛阴癞。时珍

【附方】肠风下血大便更涩木馒头烧、枳壳炒等分，为末。每服二钱，槐花酒下。《家藏方》

【附录】地锦《拾遗》[时珍曰]别有地锦草，与此不同，见草之六。

天仙藤

（《苏图经》）

【集解】[颂曰]生江淮及浙东山中。春生苗蔓，作藤。叶似葛叶，圆而小，有白毛，四时不凋。根有须。夏月采取根苗。南人多用之。

【气味】苦，温，无毒。

【主治】解风劳。同麻黄，治伤寒，发汗。同大黄，堕胎气。苏颂气活血，治心腹痛。时珍

【附方】疝气作痛天仙藤一两，好酒一碗，煮至半碗，服之神效。孙天仁《集效方》

泽泻

（《本经》上品）

【释名】水泻《本经》鹄泻《本经》及泻《别录》芒芋《本经》禹孙

【集解】[别录曰]泽泻生汝南池泽。五月采叶，八月采根，九月采实，阴干。

根

【修治】[敩曰]不计多少，细剉，酒浸一宿，取出曝干，任用。

【气味】甘，寒，无毒。

【主治】风寒湿痹，乳难，养五脏，益气力，肥健，消水。久服，耳目聪明，不饥延年，轻身面生光，能行水上。《本经》

【发明】[颂曰]《素问》治酒风身热汗出，用泽泻、术。

【正误】[弘景曰]《仙经》服食断谷皆用之。亦云身轻，能步行水上。

【附方】水湿肿胀白术、泽泻各一两，为末，或为丸。每服三钱，茯苓汤下。《保命集》

叶

【气味】咸，平，无毒。

【主治】大风，乳汁不出，产难，强阴气。久服轻身。《别录》壮水脏，通血脉。大明

实

【气味】甘，平，无毒。

【主治】风痹消渴，益肾气，强阴，补不足，除邪湿。久服面生光，令人无子。《别录》

【发明】[时珍曰]《别录》言泽泻叶及实，强阴气，久服令人无子，而《日华子》言泽泻催生，补女人血海，令人有子，似有不同。既云强阴，何以令人无子？既能催生，何以令人有子？盖泽泻同补药，能逐下焦湿热邪垢，邪气既去，阴强海净，谓之有子可也；若久服则肾气大泄，血海反寒，谓之无子可也。所以读书不可执一。

【附录】酸恶《别录》有名未用曰：主恶疮，去白虫。生水旁，状如泽泻。

羊蹄

（《本经》下品）

【释名】蓄《别录》秃菜弘景败毒菜《纲目》牛舌菜同羊蹄大黄《庚辛玉册》鬼目《本经》东方宿同连虫陆同水黄芹俗子名金荞麦

【集解】[别录曰]羊蹄生陈留川泽。

根

【气味】苦,寒,无毒。

【主治】头秃疥瘙,除热,女子阴蚀。《本经》

【发明】[震亨曰]羊蹄根属水,走血分。

【附方】头风白屑羊蹄草根曝干杵末,同羊胆汁涂之,永除。《圣惠方》

叶

【气味】甘,滑,寒,无毒。

【主治】小儿疳虫,杀胡夷鱼、鲑鱼、檀胡鱼毒,作菜。多食,滑大肠。大明

【附方】羊蹄草煮汁热含,冷即吐之。《圣惠方》

实

【气味】苦,涩,平,无毒。

【主治】赤白杂痢。恭妇人血气。时珍

莼

(《别录》下品)

【释名】茆卯、柳二音水葵《诗疏》露葵《纲目》马蹄草

【集解】[保昇曰]莼叶似凫葵,浮在水上。采茎堪啖。花黄白色,子紫色。三月至八月,茎细如钗股,黄赤色,短长随水深浅,名为丝莼,味甜体软。九月至十月渐粗硬。十一月萌在泥中,

粗短,名瑰莼味苦体涩。人惟取汁作羹,犹胜杂菜。

【气味】甘,寒,无毒。

【主治】消渴热痹。《别录》治热疸,厚肠胃,安下焦,逐水,解百药毒并蛊气。大明

【发明】[弘景曰]莼性冷而补,下气。杂鳢鱼作羹食,亦逐水。而性滑,服食家不可多用。

【附方】一切痈疽马蹄草即莼菜,春夏用茎,冬月用子,就于根侧寻取,捣烂傅之。未成即消,已成即毒散。用叶亦可。《保生余录》

海带

(宋《嘉祐》)

【集解】[禹锡曰]海带,出东海水中石上,似海藻而粗,柔韧而长。今登州人干之以束器物。医家用以下水,胜于海藻、昆布。

【气味】咸,寒,无毒。

【主治】催生,治妇人病,及疗风下水。《嘉祐》治水病瘿瘤,功同海藻。时珍

三、谷菜部

胡麻

（《别录》上品）

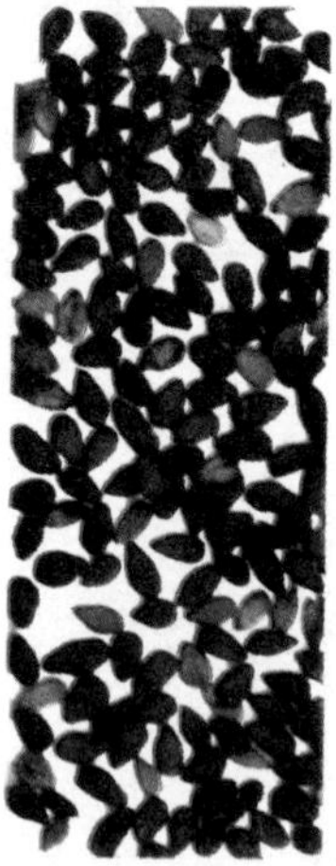

【释名】巨胜　脂麻［时珍曰］按《沈存中笔谈》云，胡麻即今油麻，更无他说。汉使张骞始自大宛得油麻种来，故名胡麻，以别中国大麻也。

【修治】［弘景曰］服食胡麻，取乌色者，当九蒸九暴，熬捣饵之。

【气味】甘，平，无毒。

【主治】明耳目，耐饥渴，延年。疗金疮止痛。《别录》

小麦

（《别录》中品）

【气味】甘，微寒，无毒。［时珍曰］新麦性热，陈麦平和。

【主治】除客热，止烦渴咽燥，利小便，养肝气，止漏血唾血。令女人

易孕。《别录》

【发明】[时珍曰]按素问云:麦属火,心之谷也。

【附方】消渴心烦用小麦作饭及粥食。《心镜》

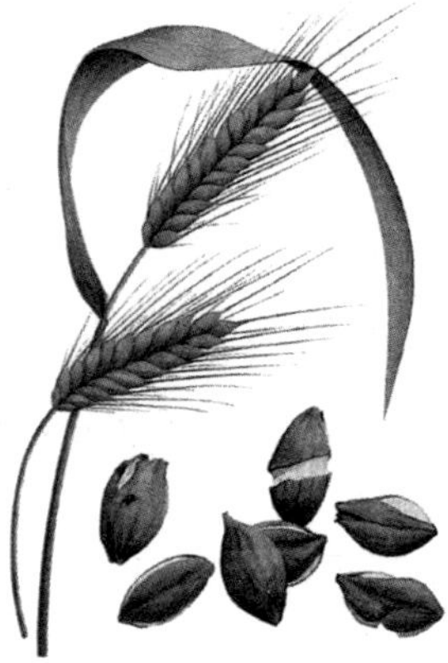

大麦

(《别录》中品)

【释名】牟麦[时珍曰]麦之苗粒皆大于来,故得大名,牟亦大矣。

【集解】[弘景曰]今稞麦一名牟麦,似穬麦,惟皮薄尔。

【气味】咸,温、微寒,无毒。为五谷长,令人多热。

【主治】消渴除热,益气调中。《别录》补虚劣,壮血脉,益颜色,实五脏,化谷食,止泄,不动风气。久食令人肥白,滑肌肤。为面胜于小麦,无燥热。士良面:平胃止渴,消食疗胀满。苏恭宽胸下气,凉血,消积进食。时珍

【发明】[时珍曰]大麦作面食,向而有益,煮粥甚滑,磨面作酱甚甘美。

【附方】食饱烦胀但欲卧者。大麦面熬微香,每白汤服方寸匕,佳。《肘后方》汤火伤灼大麦炒黑,研末,细调搽之。

苗

【主治】诸黄,利小便,杵汁日日服。《类要》

【附方】小便不通陈大麦秸,煎浓汁,频服。《简便方》

荞麦

（宋《嘉祐》）

【释名】乌麦（吴瑞）花荞［时珍曰］荞麦之茎弱而翘然，易长易收，磨面如麦，故曰荞曰荍，而与麦同名也。俗亦呼为甜荞，以别苦荞。杨慎《丹铅录》，指乌麦为燕麦，盖未读《日用本草》也。

【集解】［炳曰］荞麦作饭，须蒸使气馏，烈日暴令开口，舂取米仁作之。

【气味】甘，平，寒，无毒。

【主治】降气宽肠，磨积滞，消热肿风痛，除白浊白带，脾积泄泻。以砂糖水调炒面二钱服，治痢疾。炒焦，热水冲服，治绞肠沙痛。时珍

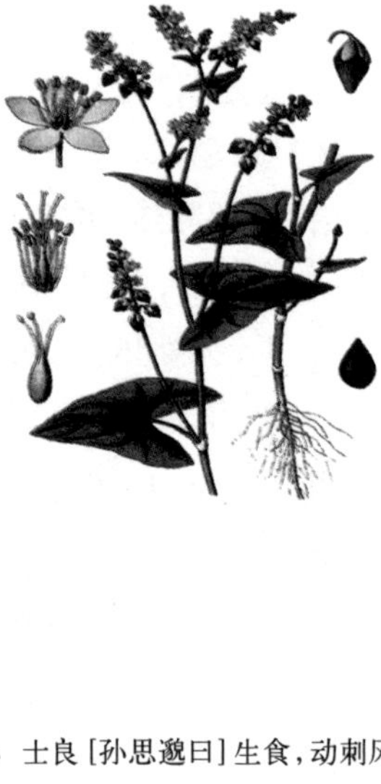

【发明】［颖曰］本草言荞麦能炼五脏滓秽。俗言一年沉积在肠胃者，食之亦消去也。

【附方】咳嗽上气荞麦粉四两，茶末二钱，生蜜二两，水一碗，顺手搅匀。饮之，良久下气不止，即愈。《儒门事亲》

叶

【主治】作茹食，下气，利耳目。多食即微泄。士良［孙思邈曰］生食，动刺风，令人身痒。

秸

【主治】烧灰淋汁取硷熬干，同石灰等分，蜜收。能烂痈疽，蚀恶肉，去

癗痣，最良。穰作荐，辟壁虱。时珍

【附方】噎食荞麦秸烧灰淋汁，入锅内煎取白霜一钱，入蓬砂一钱，研末。每酒服半钱。《海上方》

稷

（《别录》上品）

【集解】[弘景曰]稷米人亦不识，书记多云黍与稷相似。[时珍曰]稷与黍，一类二种也。黏者为黍，不黏者为稷。稷可作饭，黍可酿酒。犹稻之有粳与糯也。

稷米

【气味】甘，寒，无毒。

【主治】益气，补不足。《别录》治热，压丹石毒发热，解苦瓠毒。《日华》作饭食，安中利胃益脾。《心镜》凉血解暑。时珍

【附方】补中益气羊肉一脚，熬汤，入河西稷米、葱、盐，煮粥食之。《饮膳正要》辟除瘟疫，令不相染以稷米为末，顿服之。《肘后方》

根

【主治】心气痛，产难。时珍

【附方】心气疼痛高粱根煎汤温服，甚妙。

粱

（《别录》中品）

【释名】[时珍曰]粱者，良也，谷之良者也。或云，种出自梁州。或云，粱米性凉，故得粱名。皆各执己见也。粱即粟也。

【集解】[弘景曰]凡云粱米，皆是粟类，惟其牙头色异为分别耳。

黄粱米

【气味】甘，平，无毒。

【主治】益气，和中，止泄。《别录》去客风顽痹。《日华》止霍乱，下痢，利小便，除烦热。时珍

【发明】[颂曰]诸粱比之他谷，最益脾胃。

【附方】霍乱烦躁黄粱米粉半升，水升半，和绞如白粉，顿服。《外台方》

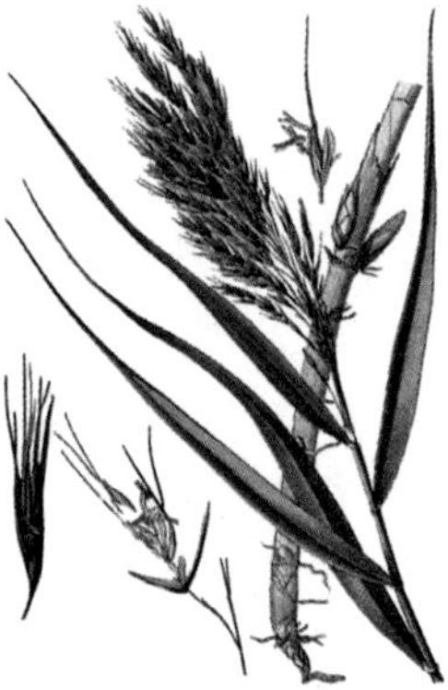

白粱米

【气味】甘，微寒，无毒。

【主治】除热，益气。《别录》除胸膈中客热，移五脏气，缓筋骨。凡患胃虚并呕吐食及水者，以米汁二合，姜汁一合和服之，佳。孟诜炊饭食之，和中，止烦渴。时珍

【附方】霍乱不止白粱米五合，水一升，和煮粥食。《千金方》

青梁米

【气味】甘，微寒，无毒。

【主治】胃痹，热中消渴，止泄痢，利小便，益气补中，轻身长年。煮粥食之。《别录》健脾，治泄精。大明

【附方】补脾益胃羊肉汤入青粱米、葱、盐，煮粥食。《正要》脾虚泄痢青粱米半升，神曲一合，日日煮粥食，即愈。《养老书》

粟

（《别录》中品）

【释名】籼粟［时珍曰］古者以粟为黍稷粱秫之总称，而今之粟在古但呼为粱，后人乃专以粱之细者名粟。

【集解】［弘景曰］粟，江南西间所种皆是，其粒细于粱。［时珍曰］粟即粱也，穗大而毛长粒粗者为粱，穗小而毛短粒细者为粟。苗俱似茅。种类凡数十，有青赤黄白黑诸色。

粟米

【气味】咸，微寒，无毒。

【主治】养肾气，去脾胃中热，益气。陈者苦、寒，治胃热消渴，利小便。《别录》解小麦毒，发热。士良治反胃热痢。煮粥食，益丹田，补虚损，开肠胃。时珍

【发明】［弘景曰］陈粟乃三五年者，尤解烦闷，服食家亦当食之。

【附方】胃热消渴以陈粟米炊饭，干食之，良。《医方心镜》小儿重舌嚼粟米哺之。《秘录》

粟糖

【主治】痔漏脱肛，和诸药熏之。时珍

粟奴

【主治】利小肠，除烦懑。时珍

【发明】[时珍曰] 粟奴即粟苗，成穗时生黑煤者，古方不用。

罂子粟

（《开宝》）

【释名】米囊子《开宝》御米《开宝》像谷 [时珍曰] 其实状如罂子，其米如粟，乃像乎谷，而可以供御，故有诸名。

【集解】[藏器曰] 嵩阳子云：罂粟花有四叶，红白色，上有浅红晕子。其囊形如箭头，中有细米。

米

【气味】甘，平，无毒。

【主治】丹石发动，不下饮食，和竹沥煮作粥食，极美。

【附方】泄痢赤白罂粟子炒，罂粟壳炙，等分为末，炼蜜丸梧子大。每服三十丸，米饮下。有人经验。《百一选方》

壳

【修治】[时珍曰] 凡用以水洗润，去蒂及筋膜，取外薄皮，阴干细切，以米醋拌炒入药。亦有蜜炒、蜜炙者。

【气味】酸、涩，微寒，无毒。[时珍曰]得醋、乌梅、橘皮良。

【主治】止泻痢，固脱肛，治遗精久咳，敛肺涩肠，止心腹筋骨诸痛。时珍

【发明】[杲曰]收敛固气。能入肾，故治骨病尤宜。

【附方】热痢便血 粟壳醋炙一两，陈皮一两，为末。每服三钱，乌梅汤下。《普济方》

嫩苗

【气味】甘，平，无毒。

【主治】作蔬食，除热润燥，开胃厚肠。时珍

大豆

（《本经》中品）

【集解】[时珍曰]大豆有黑、白、黄、褐、青、斑数色。黑者名乌豆，可入药，及充食，作豉；黄者可作腐，榨油，造酱；余但可作腐及炒食而已。

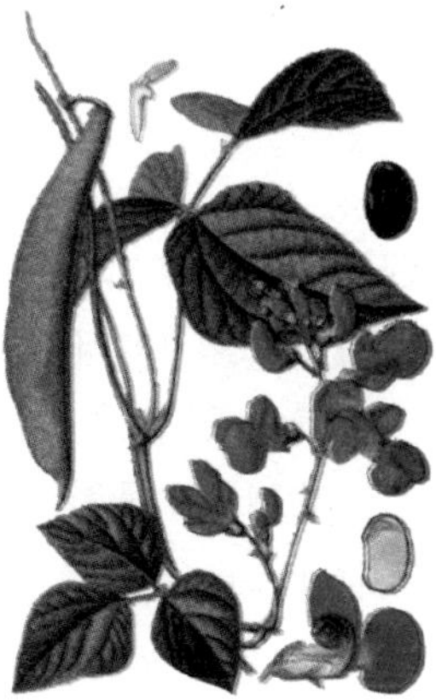

黑大豆

【气味】甘，平，无毒，久服令人身重。

【主治】生研，涂痈肿。煮汁饮，杀鬼毒，止痛。《本经》煮食，治温毒水肿。《唐本》

【发明】[时珍曰]惟黑豆属水性寒，为肾之谷，入肾功多，故能治水消胀下气，制风热而活血解毒，所谓同气相求也。又按古方称大豆解百

药毒，予每试之大不然；又加甘草，其验乃奇。如此之事，不可不知。

【附方】卒风不语大豆煮汁，煎稠如饴，含之，并饮汁。《肘后方》

大豆皮

【主治】生用，疗痘疮目翳。嚼烂，傅小儿尿灰疮。时珍

豆叶

【主治】捣傅蛇咬。时珍

花

【主治】主目盲翳膜。时珍

赤小豆

（《本经》中品）

【集解】[颂曰]赤小豆，今江淮间多种之。[时珍曰]此豆以紧小而赤黯色者入药。其稍大而鲜红淡红色者，并不治病。结荚长二三寸，比绿豆荚稍大，皮色微白带红。三青二黄时即收之。可煮可炒，可作粥、饭、馄饨馅并良也。

【气味】甘、酸，平，无毒。

【主治】疗寒热热中消渴，止泄痢，利小便，下腹胀满，吐逆卒澼。《别录》辟瘟疫，治产难，下胞衣，通乳汁。和鲤鱼、鲫鱼、黄雌鸡煮食，并能利水消肿。时珍

【发明】[时珍曰]赤小豆小而色赤，心之谷也。其性下行，通乎小肠，能入阴分，治有形之病。故行津液，利小便，消胀除肿。

叶

【主治】去烦热，止小便数。《别录》煮食明目。《日华》

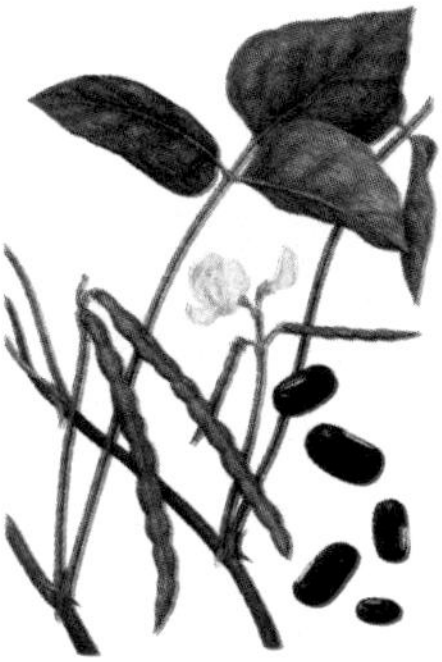

【发明】[时珍曰] 小豆利小便，而藿止小便，与麻黄发汗而根止汗同意，物理之异如此。

【附方】小便频数小豆叶一斤，入豉汁中煮和作羹食之。《心镜》小儿遗尿小豆叶捣汁服之。《千金》

芽

【主治】妊娠数月，经水时来，名曰漏胎；或因房室，名曰伤胎。用此为末，温酒服方寸匕，日三，得效乃止。时珍

豌豆

（《拾遗》）

【释名】胡豆《拾遗》戎菽《尔雅》回鹘豆《辽志》。《饮膳正要》作回回豆。回回，即回鹘也青小豆《千金》青斑豆《别录》麻累

【集解】[时珍曰] 豌豆种出西胡，今北土甚多。八九月下种，苗生柔弱如蔓，有须。三四月开小花如蛾形，淡紫色。

【气味】甘，平，无毒。

【主治】治寒热热中，除吐逆，利小便、腹胀满。思邈

【发明】[时珍曰] 豌豆属土，故其所主病多系脾胃。

【附方】霍乱吐利豌豆三合，为末，水三盏，煎一盏，分二服。《圣惠方》

蚕豆

（《食物》）

【释名】胡豆［时珍曰］豆荚状如老蚕，故名。

【集解】［时珍曰］蚕豆南土种之，蜀中尤多。八月下种，冬生嫩苗可茹。方茎中空。

【气味】甘，微辛，平，无毒。

【主治】快胃，和脏腑。汪颖

【发明】［时珍曰］蚕豆本草失载。

苗

【气味】苦，微甘，温。

【主治】酒醉不省，油盐炒熟，煮汤灌之，效。

粥

（《拾遗》）

【释名】糜［时珍曰］粥字像米，在釜中相属之形。

小麦粥

【主治】止消渴烦热。时珍

寒食粥

【主治】咳嗽，下血气，调中。藏器

糯米、秫米、黍米粥

【气味】甘，温，无毒。

【主治】益气，治脾胃虚寒，泄痢吐逆，小儿痘疮白色。时珍

粳米、籼米、粟米、粱米粥

【气味】甘，温，平，无毒。

【主治】利小便，止烦渴，养肠胃。时珍

醋

（《别录》下品）

【集解】[诜曰]北人多为糟醋，江外人多为米醋，小麦醋不及。糟醋为多妨忌也。大麦醋良。

米醋

【气味】酸、苦，温，无毒。

【主治】消臃肿，散水气，杀邪毒。《别录》理诸药，消毒。扁鹊下气除烦，治妇人心痛血气并产后，及伤损金疮出血昏运，杀一切鱼肉菜毒。《日华》醋磨青木香，止卒心痛，血气痛。浸黄檗含之，治口疮。调大黄末，涂肿毒。孟诜

【附方】身体卒肿醋和蚯蚓屎傅之。《千金》足上冻疮以醋洗足，研藕傅之。

酒

（《别录》中品）

【集解】［恭曰］酒有黍秫粳糯粟曲蜜葡萄等色，凡作酒醴须曲，而葡萄蜜等酒独不用曲。

米酒

【气味】苦，甘，辛，大热，有毒。

【主治】行药势，杀百邪，恶毒气。《别录》养脾气，扶肝，除风下气。孟诜 解马肉桐油毒，丹石发动诸病，热饮之甚良。时珍

东阳酒

【气味】甘，辛，无毒。

【主治】用制诸药良。

【发明】［时珍曰］酒，天之美禄也。麦麴之酒，少饮则和血行气，壮神御寒，消愁遣兴；痛饮则伤神耗血，损胃亡精，生痰动火。

【附方】惊怖卒死酒灌即醒。咽伤声破酒一合，酥一匕，干姜末二匕，和服，日二次。《十便良方》

韭

（《别录》中品）

【释名】草钟乳《拾遗》起阳草侯氏《药谱》［时珍曰］韭之茎名韭白，根名韭黄，花名韭青。

【集解】[时珍曰]韭丛生丰本，长叶青翠。九月收子，其子黑色而扁，须风处阴干。

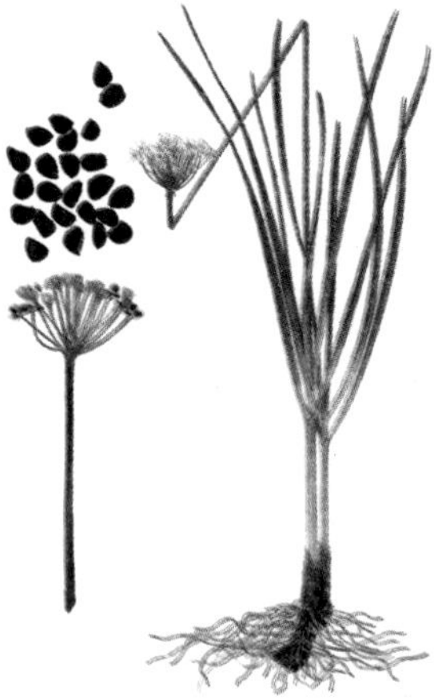

【气味】辛、微酸，温，涩，无毒。

【主治】饮生汁，主上气喘息欲绝，解肉脯毒。煮汁饮，止消渴盗汗。熏产妇血运，洗肠痔脱肛。时珍

【发明】[时珍曰]韭，叶热根温，功用相同。生则辛而散血，熟则甘而补中。

【附方】金疮出血韭汁和风化石灰日干。每用为末傅之效。《濒湖集简方》

韭子

【气味】辛，甘，温，无毒。

【主治】梦中泄精，溺血。《别录》

【发明】[弘景曰]韭子入棘刺诸丸，主漏精。

葱

（《别录》中品）

【释名】芤《纲目》菜伯同和事草同鹿胎[时珍曰]葱从囱。外直中空，有囱通之象也。葱初生曰葱针，叶曰葱青，衣曰葱袍，茎曰葱白，叶中涕曰葱苒。

【集解】[时珍曰]冬葱即慈葱，或名太官葱。

【气味】葱茎白：辛，平。叶：温。根须：平。并无毒。

【主治】作汤，治伤寒寒热，中风面目浮肿，能出汗。《本经》

【发明】[时珍曰]葱乃释家五荤之一。生辛散，熟甘温，外实中空，肺之菜也，肺病宜食之。

【附方】感冒风寒初起即用葱白一握，淡豆豉半合，泡汤服之，取汁。《濒湖集简方》

蒜

(《别录》下品)

【释名】小蒜《别录》茆蒜(音卯)荤菜

【集解】[别录曰]蒜，小蒜也，五月五日采之。[弘景曰]小蒜生叶时，可煮和食，至五月叶枯取根。

蒜

【气味】辛，温，有小毒。

【主治】归脾胃，主霍乱，腹中不安，消谷，理胃温中，除邪痹毒气。《别录》主溪毒。弘景涂丁肿甚良。孟诜

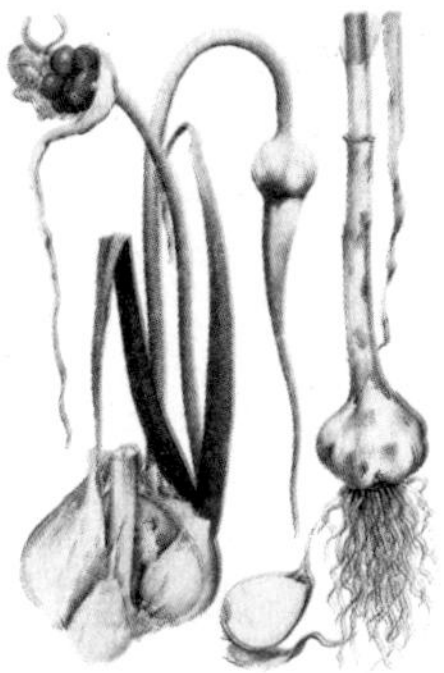

叶

【主治】心烦痛，解诸毒，小儿丹疹。思邈

【发明】[颂曰]古方多用小蒜治中冷霍乱，煮汁饮之。

【附方】阴肿如刺汗出者。小蒜一升，韭根一升，杨柳根二升，酒三升，煎沸乘热熏之。《永类方》

莱菔

(《唐本草》)

【释名】萝卜音罗北雹突《尔雅注》紫花菘同上温菘同上土酥

[时珍曰]莱菔乃根名。

【集解】[时珍曰]莱菔今天下通有之。

【气味】根:辛,甘;叶:辛,苦,温,无毒。

【主治】散服及炮煮服食,大下气,消谷和中,去痰癖,肥健人。生捣汁服,止消渴,试大有验。《唐本草》

【发明】[时珍曰]莱菔根、叶同功,生食升气,熟食降气。

【附方】满口烂疮萝卜自然汁,频漱去涎妙。《濒湖集简方》

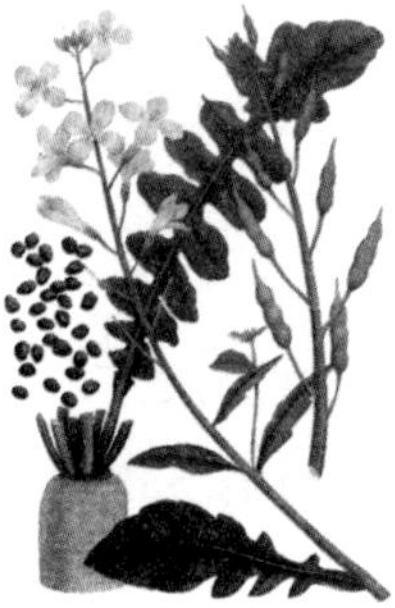

子

【气味】辛、甘,平,无毒。

【主治】研汁服,吐风痰。同醋研,消肿毒。《日华》

【发明】[震亨曰]莱菔子治痰,有推墙倒壁之功。

【附方】肺痰咳嗽莱菔子半升淘净焙干,炒黄为末,以糖和,丸芡子大。绵裹含之,咽汁甚妙。《胜金方》

生姜

(《别录》中品)

【释名】[时珍曰]初生嫩者,其尖微紫,名紫姜。或作子姜,宿根谓之母姜也。

【集解】[时珍曰]姜宜原隰沙地。四月取母姜种之。五月生苗如初生嫩芦，秋社前后新芽顿长，秋分后者次之，霜后则老矣。

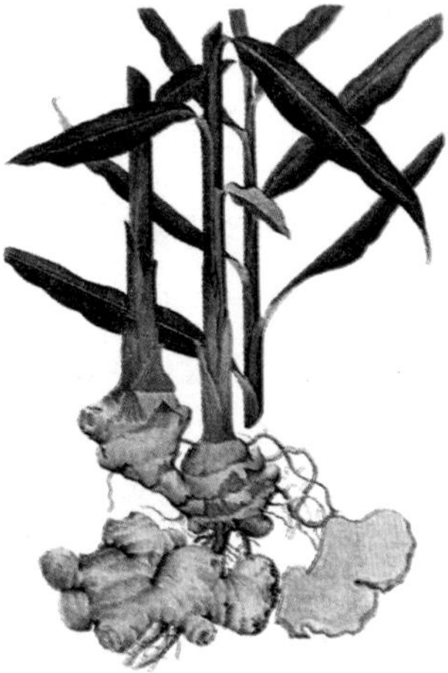

【气味】辛，微温，无毒。

【主治】生用发散，熟用和中。解食野禽中毒成喉痹。浸汁，点赤眼。捣汁和黄明胶熬，贴风湿痛甚妙。时珍

【发明】[时珍曰]姜辛而不荤，去邪辟恶，生啖熟食，醋、酱、糟、盐，蜜煎调和，无不宜之。

【附方】寒热痰嗽初起者。烧姜一块，含咽之。《本草衍义》咳嗽不止生姜五两，饧半升，微火煎熟，食尽愈。《孟诜必效方》牙齿疼痛老生姜瓦焙，入枯矾末同擦之。有人日夜呻吟，用之即愈。《普济方》

姜皮

【气味】辛，凉，无毒。

【主治】消浮肿腹胀痞满，和脾胃，去翳。时珍

胡萝卜

（《纲目》）

【释名】[时珍曰]元时始自胡地来，气味微似萝卜，故名。

【集解】[时珍曰]胡萝卜今北土、山东多莳之，淮、楚亦有种者。八月下种，冬月掘根。

根

【气味】甘，辛，微温，无毒。

【主治】下气补中，利胸膈肠胃，安五脏，令人健食，有益无损。时珍

子

【主治】久痢。时珍

马齿苋

（《蜀本草》）

【释名】马苋《别录》五行草《图经》五方草《纲目》长命菜同上九头狮子草

【集解】[弘景曰]马苋与苋别是一种，布地生，实至微细，俗呼马齿苋，亦可食，小酸。

菜

【气味】酸，寒，无毒。

【主治】散血消肿，利肠滑胎，解毒通淋，治产后虚汗。时珍

【发明】[时珍曰]马齿苋所主诸病，皆只取其散血消肿之功也。

【附方】产后虚汗马齿苋研汁三合服。如无，以干者煮汁。《妇人良方》

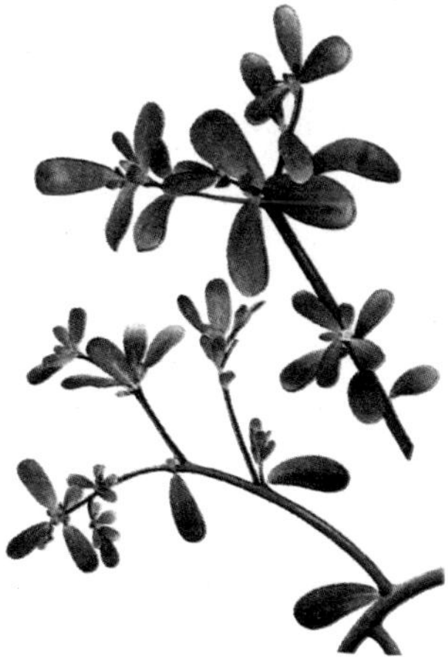

莴苣

（《食疗》）

【释名】莴菜　千金菜[时珍曰]按彭乘《墨客挥犀》云：莴菜自呙国来，故名。

【集解】[藏器曰]莴苣有白者、紫者。紫者入烧炼药用。

菜

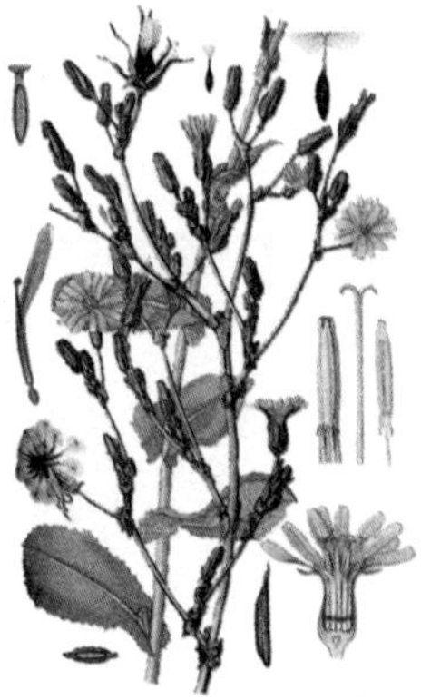

【气味】苦，冷，微毒。

【主治】通乳汁，利小便，杀虫、蛇毒。时珍

【附方】小便不通莴苣菜捣傅脐上即通。《卫生易简方》

子（入药炒用）

【主治】下乳汁，通小便，治阴肿、痔漏下血、伤损作痛。时珍

【附方】闪损腰痛趁痛丸用白莴苣子炒三两，白粟米炒一撮，乳香、没药、乌梅肉各半两，为末，炼蜜丸弹子大。每嚼一丸，热酒下。《玉机微义》

蒲公英

（《唐本草》）

【释名】耩耨草　金簪草《纲目》黄花地丁[时珍曰]名义未详。俗呼蒲公丁，又呼黄花地丁。

【集解】[时珍曰] 地丁江之南北颇多，他处亦有之，岭南绝无。

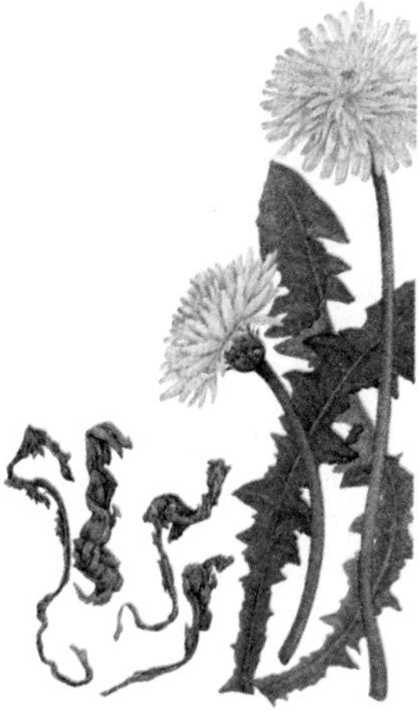

苗

【气味】甘，平，无毒。

【主治】解食毒，散滞气，化热毒，消恶肿、结核、丁肿。震亨

【发明】[杲曰] 蒲公英苦寒，足少阴肾经君药也，本经必用之。

【附方】多年恶疮蒲公英捣烂贴。《救急方》

百合

（《本经》中品）

【释名】[时珍曰] 百合之根，以众瓣合成也。或云专治百合病故名，亦通。

【集解】[时珍曰] 百合一茎直上，四向生叶。五六月茎端开大白花，长五寸，六出，红蕊四垂向下，色亦不红。百合结实略似马兜铃，其内子亦似之。其瓣种之，如种蒜法。山中者，宿根年年自生。

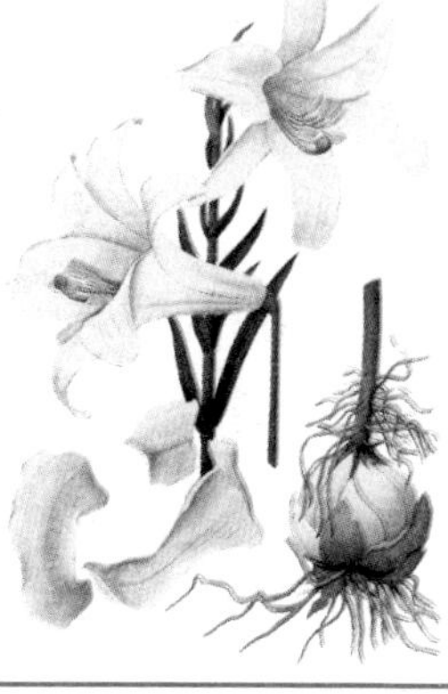

根

【气味】甘，平，无毒。

【主治】邪气腹胀心痛，利大小便，补中益气。《本经》

【附方】天泡湿疮生百合捣涂，一二日即安。《濒湖集简方》

竹笋

（《蜀本草》）

【释名】竹萌《尔雅》竹芽《笋谱》竹胎《说文》竹子《神异经》

【集解】[弘景曰]竹类甚多，笋以实中竹、篁竹者为佳，于药无用。

诸竹笋

【气味】甘，微寒，无毒。

【主治】消渴，利水道，益气，可久食。《别录》

苦竹笋

【气味】苦，甘，寒。

【主治】治出汗中风失音。汪颖干者烧研入盐，擦牙疳。时珍

淡竹笋

【气味】甘，寒。

【主治】消痰，除热狂壮热，头痛头风，并妊妇头旋颠仆，惊悸瘟疫迷闷，小儿惊痫天吊。汪颖

桃竹笋

【气味】苦，有小毒。

【主治】六畜疮中蛆，捣碎纳之，蛆尽出。藏器

茄

(《开宝》)

【释名】落苏《拾遗》昆仑瓜《御览》草鳖甲

【集解】[颂曰]茄子处处有之。入药多用黄茄，其余惟作菜茹尔。

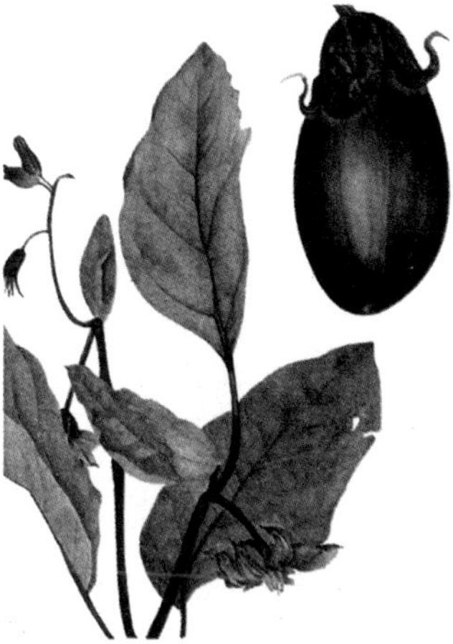

茄子

【气味】甘，微寒，无毒。

【主治】散血止痛，消肿宽肠。时珍

【发明】[时珍曰]段成式《酉阳杂俎》言茄厚肠胃，动气发疾。盖不知茄之性滑，不厚肠胃也。

【附方】大风热痰用黄老茄子大者不计多少，以新瓶盛，埋土中，经一年尽化为水，取出入苦参末，同丸梧子大。食已及卧时酒下三十丸，甚效。此方出江南人传。苏颂《图经本草》

冬瓜

（《本经》上品）

【释名】白瓜《本经》**水芝**同上**地芝**《广雅》

【集解】[别录曰]白瓜子生嵩高平泽，冬瓜仁也。八月采之。

白冬瓜

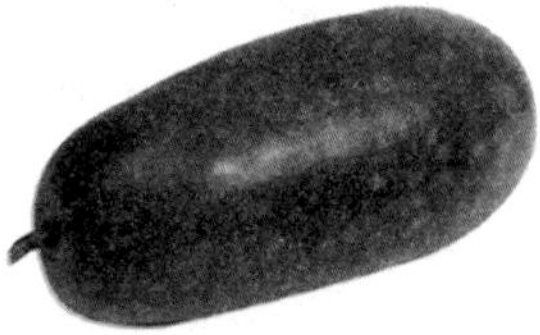

【气味】甘，微寒，无毒。

【主治】小腹水胀，利小便，止渴。《别录》

【发明】[震亨曰]冬瓜性走而急。寇氏谓其分散热毒气，盖亦取其走而性急也。久病者、阴虚者忌之。

【附方】消渴骨蒸大冬瓜一枚去瓤，入黄连末填满，安瓮内，待瓜消尽，同研，丸梧子大。每服三四十丸，煎冬瓜汤下。《经验》

瓜练（瓤也）

【气味】甘，平，无毒。

【主治】洗面澡身，去䵟黵，令人悦泽白皙。时珍

【附方】消渴烦乱冬瓜瓤干者一两，水煎饮。《圣惠方》

白瓜子

【集解】[别录曰]冬瓜仁也。八月采之。

【气味】甘，平，无毒。[别录曰]寒。久服寒中。

【主治】令人悦泽好颜色，益气不饥。久服，轻身耐老。《本经》

【发明】[颂曰]冬瓜仁，亦堪单作服饵。又研末作汤饮，及作面脂药，并令人颜色光泽。

【附方】服食法取冬瓜仁七升，以绢袋盛，投三沸汤中，须臾取曝干，如此三度，又与清苦酒渍之一宿，曝干为末，日服方寸匕。令人肥悦明目，延年不老。又法：取子三五升，去皮为丸，空心日服三十丸。令人白净如玉。《孟诜食疗法》补肝明目治男子五劳七伤，明目。用冬瓜仁，方同上。《外台秘要》

瓜皮

【主治】可作丸服，亦入面脂。苏颂主驴马汗入疮肿痛，阴干为末涂之。又主折伤损痛。时珍

【附方】损伤腰痛冬瓜皮烧研，酒服一钱。《生生编》

叶

【主治】治肿毒，杀蜂，疗蜂叮。大明

【附方】积热泻痢冬瓜叶嫩心，和面煎饼食之。《海上名方》

藤

【主治】捣汁服，解木耳毒。煎水，洗脱肛。烧灰，可淬铜、铁，伏砒石。时珍

南瓜

（《纲目》）

【集解】[时珍曰] 南瓜种出南番，转入闽、浙，今燕京诸处亦有之矣。三月下种，宜沙沃地。八九月开黄花，如西瓜花。

【气味】甘，温，无毒。

【主治】补中益气。时珍

丝瓜

(《纲目》)

【释名】天丝瓜《本事》天罗《事类合璧》布瓜同上蛮瓜《本事》

【集解】[时珍曰]丝瓜，唐宋以前无闻，今南北皆有之，以为常蔬。

瓜

【气味】甘，平，无毒。入药用老者。

【主治】煮食，除热利肠。老者烧存性服，去风化痰，凉血解毒，杀虫，通经络，行血脉，下乳汁，治大小便下血，痔漏崩中，黄积，疝痛卵肿，血气作痛，痈疽疮肿，齿䘌，痘疹胎毒。时珍

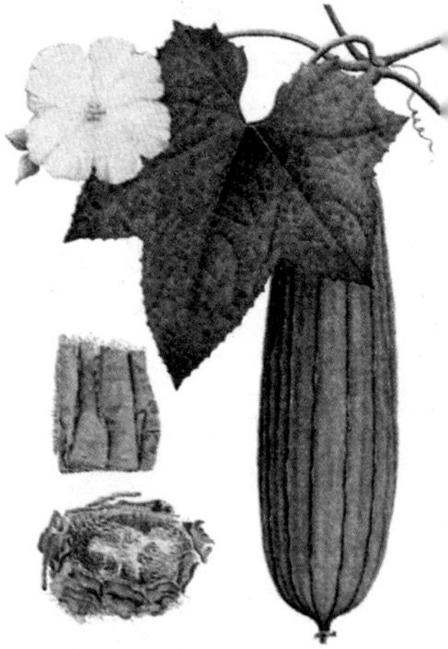

【发明】[时珍曰]丝瓜老者，筋络贯串，房隔联属。故能通人脉络脏腑，而去风解毒，消肿化痰，祛痛杀虫，及治诸血病也。

【附方】化痰止嗽天罗(即丝瓜)烧存性为末。枣肉和，丸弹子大。每服一丸，温酒化下。《摄生妙用方》

藤根

【主治】齿䘌脑漏，杀虫解毒。时珍

【附方】牙宣露痛用丝瓜藤阴干，临时火煅存性，研擦即止，最妙。《海上妙方》

苦瓜

（《救荒》）

【释名】锦荔枝《救荒》癞葡萄

【集解】[时珍曰]苦瓜原出南番，今闽、广皆种之。

瓜

【气味】苦，寒，无毒。

【主治】除邪热，解劳乏，清心明目。时珍《生生编》

子

【气味】苦、甘，无毒。

【主治】益气壮阳。时珍

木耳

（《本经》中品）

【释名】木菌窘、卷二音树鸡韩文木蛾

【集解】[别录曰]五木耳生犍为山谷。六月多雨时采，即暴干。

【气味】甘，平，有小毒。

【主治】益气不饥，轻身强志。《本经》断谷治痔。时珍

【发明】[颖曰]一人患痔，诸药不效，用木耳煮羹食之而愈，极验。

【附方】眼流冷泪木耳一两烧存性，木贼一两，为末。每服二钱，以清米泔煎服。《惠济方》

石耳

(《日用本草》)

【释名】灵芝《灵苑方》

【集解】[瑞曰]石耳生天台、四明、河南、宣州、黄山、巴西边徼诸山石崖上，远望知烟。

【气味】甘，平，无毒。

【主治】久食益色，至老不改，令人不饥，大小便少。吴瑞 明目益精。时珍

【附方】泻血脱肛 石耳五两炒，白枯矾一两，密陀僧半两，为末，蒸饼丸梧子大，每米饮下二十丸。《普济方》

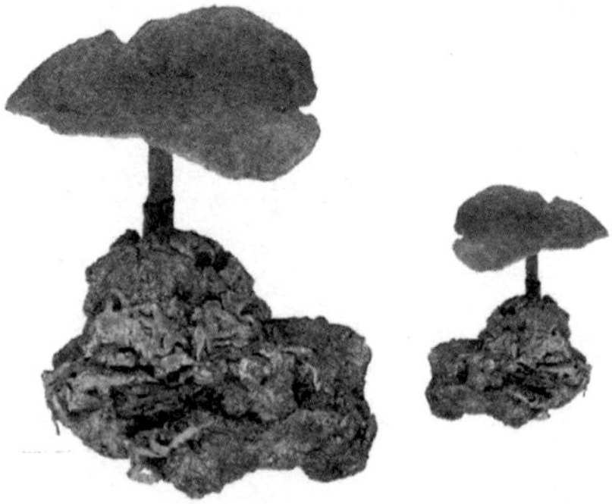

四、果 木部

李

（《别录》下品）

【释名】嘉庆子 [时珍曰] 按罗愿《尔雅翼》云：李乃木之多子者，故字从木、子。

【集解】[志曰] 李有绿李、黄李、紫李、牛李、水李，并甘美堪食，核不中用。有野李，味苦，核仁入药。

实

【气味】苦、酸，微温，无毒。

【主治】曝食，去痼热，调中。《别录》去骨节闲劳热。孟诜肝病宜食之。思邈

核仁

【气味】苦，平，无毒。

【主治】令人好颜色。吴普治女子少腹肿满。利小肠，下水汽，除浮肿。甄权

根白皮

【修治】[时珍曰]李根皮取东行者，刮去皱皮，炙黄入药用。别录不言用何等李根，亦不言其味。

【气味】大寒，无毒。

【主治】消渴，止心烦逆奔豚气。《别录》煎水含漱，治齿痛。弘景煎汁饮，主赤白痢。大明治小儿暴热，解丹毒。时珍

叶

【气味】甘、酸，平，无毒。

【主治】小儿壮热，痁疾惊痫，煎汤浴之，良。大明

杏

（《别录》下品）

【释名】甜梅

【集解】[时珍曰]按王祯农书云：北方肉杏甚佳，赤大而扁，谓之金刚拳。

实

【气味】酸，热，有小毒，生食多伤筋骨。《别录》

【主治】曝脯食，止渴，去冷热毒。心之果，心病宜食之。思邈

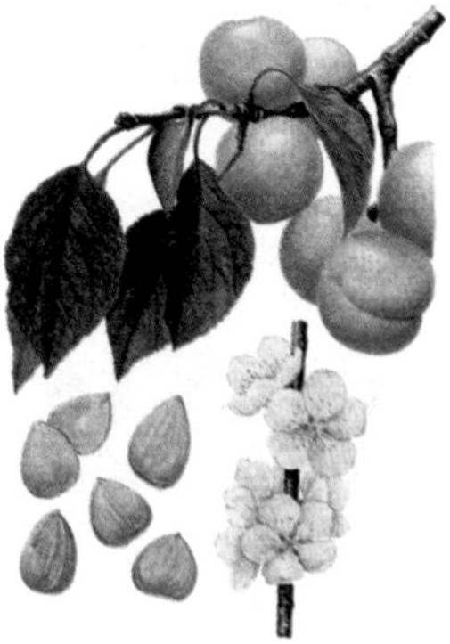

核仁

【气味】甘（苦），温（冷利），有小毒。两仁者杀人，可以毒狗。

【主治】咳逆上气雷鸣，喉痹，下气，产乳金疮，寒心奔豚。《本经》

【发明】[时珍曰] 杏仁能散能降，故解肌散风、降气润燥、消积治伤损药中用之。治疮杀虫，用其毒也。杏仁性热降气，亦非久服之药。

【附方】风虚头痛欲破者。杏仁去皮尖，晒干研末，水九升研滤汁，煎如麻腐状，取和羹粥食。七日后大汗出，诸风渐减。此法神妙，可深秘之。慎风、冷、猪、鸡、鱼、蒜、醋。《千金方》

花

【气味】苦，温，无毒。

【主治】补不足，女子伤中，寒热厥逆。《别录》

梅

（《本经》中品）

【集解】[别录曰] 梅实生汉中山谷。五月采实，火干。

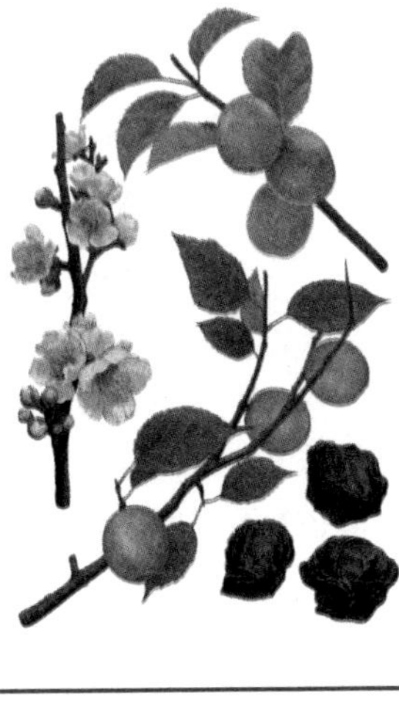

乌梅

【气味】酸，温，平，涩，无毒。

【主治】下气，除热烦满，安心，止肢体痛，偏枯不仁，死肌，去青黑痣，蚀恶

肉。《本经》

【发明】[好古曰]乌梅，脾、肺二经血分药也。能收肺气，治躁嗽。肺欲收，急食酸以收之。

【附方】消渴烦闷乌梅肉二两，微炒为末。每服二钱，水二盏，煎一盏，去滓，入豉二百粒，煎至半盏，温服。《简要济众方》

白梅

【释名】盐梅　霜梅

【气味】酸、咸，平，无毒。

【主治】和药点痣，蚀恶肉。弘景刺在肉中者，嚼傅之即止。孟诜治刀箭伤，止血，研烂傅之。大明除痰。苏颂

【发明】[弘景曰]生梅、乌梅、白梅，功应相似。

桃

（《本经》下品）

【释名】[时珍曰]桃性早花，易植而子繁，故字从木、兆。十亿曰兆，言其多也。或云从兆谐声也。

【集解】[弘景曰]今处处有之。核仁入药，当取解核者种之为佳，山桃仁不堪用。

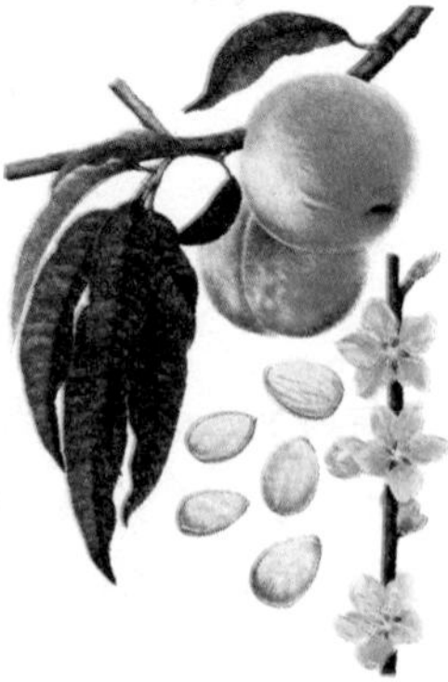

实

【气味】辛、酸、甘，热，微毒，多食令人有热。

【主治】作脯食，益颜色。大明肺之果，肺病宜食之。思邈冬桃食之解劳热。时珍

核仁

【修治】[《别录》曰] 七月采，取仁阴干。

【气味】苦、甘，平，无毒。

【主治】主血滞风痹骨蒸，肝疟寒热，鬼注疼痛，产后血病。时珍

【发明】[杲曰] 桃仁苦重于甘，气薄味厚，沉而降，阴中之阳，手、足厥阴经血分药也。苦以泄滞血，甘以生新血，故破凝血者用之。

【附方】偏风不遂及癖疾用桃仁二千七百枚，去皮、尖、双仁，以好酒一斗三升，浸二十一日，取出晒干杵细，作丸如梧子大。每服二十丸，以原酒吞之。《外台秘要》

花

【气味】苦，平，无毒。

【主治】消肿满，下恶气。苏恭治心腹痛及秃疮。孟诜

栗

（《别录》上品）

【集解】[别录曰] 栗生山阴，九月采。

实

【气味】咸，温，无毒。

【主治】益气，厚肠胃，补肾气，令人耐饥。《别录》

栗壳（栗之黑壳也）

【气味】咸，温，无毒。

【主治】反胃消渴，煮汁饮之。孟诜煮汁饮，止泻血。大明

【附方】鼻衄不止累医不效。栗壳烧存性，研末，粥饮服二钱。《圣惠方》

毛球（栗外刺包也）

【主治】煮汁，洗火丹毒肿。苏恭

花

【主治】瘰伤。吴瑞

树皮

【主治】煮汁，洗沙虱、溪毒。苏恭疗疮毒。苏颂治丹毒五色无常。剥皮有刺者，煎水洗之。孟诜出《肘后方》

根

【主治】偏肾气，酒煎服之。汪颖

枣

（《本经》上品）

【释名】[时珍曰] 按陆佃埤雅云：大曰枣，小曰棘。棘，酸枣也。枣、棘皆有刺针，会意也。

【集解】[时珍曰] 枣木赤心有刺。四月生小叶，尖觥光泽。五月开小花，白色微青。南北皆有，惟青、晋所出者肥大甘美，入药为良。

生枣

【气味】甘、辛，热，无毒。多食令人寒热，凡羸瘦者不可食。

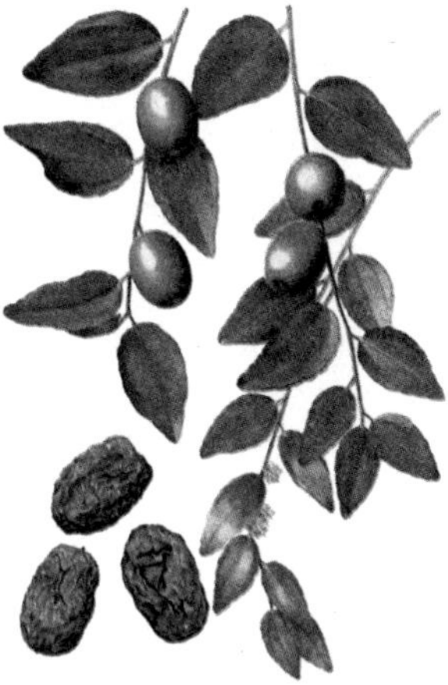

大枣

【气味】甘，平，无毒。

【主治】补中益气，坚志强力，除烦闷，疗心下悬，除肠澼。久服不饥神仙。《别录》

【发明】[时珍曰]素问言枣为脾之果，脾病宜食之。谓治病和药，枣为脾经血分药也。若无故频食，则生虫损齿，贻害多矣。

【附方】伤寒热病后，口干咽痛，喜唾。大枣二十枚，乌梅十枚，捣入蜜丸。含如杏核大，咽汁甚效。《千金方》

梨

（《别录》下品）

【释名】快果　果宗　玉乳　蜜父 [震亨曰]梨者，利也。其性下行流利也。

【集解】[颂曰]梨处处皆有，而种类殊别。医方相承，用乳梨、鹅梨。乳梨出宣城，皮厚而肉实，其味极长。鹅梨河之南北州郡皆有之，皮薄而浆多，味差短，其香则过之。

实

【气味】甘、微酸，寒，无毒。

【主治】热嗽，止渴。切片贴汤火伤，止痛不烂。(苏恭)

【发明】[宗奭曰]梨多食动脾，少则不及病，用梨者当斟酌之。惟病酒烦渴人食之甚佳，终不能却疾。

【附方】卒得咳嗽[诜曰]切片，酥煎食之。赤眼肿痛鹅梨一枚捣汁，黄连末半两，和匀绵裹浸梨汁中，日日点之。《圣惠》

花

【主治】去面黑粉滓。时珍

叶

【主治】霍乱吐利不止，煮汁服。作煎，治风。苏恭小儿寒疝。苏颂捣汁服，解中菌毒。吴瑞

木瓜

(《别录》中品)

【集解】[弘景曰]木瓜，山阴兰亭尤多，彼人以为良果。

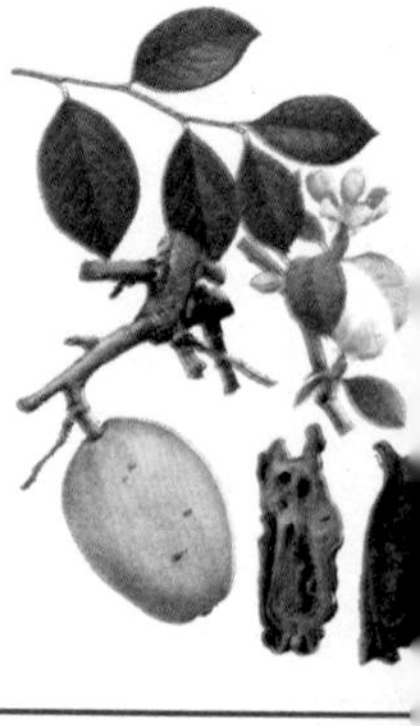

实

【修治】[敩曰]凡使木瓜，勿犯铁器，以铜刀削去硬皮并子，切片晒干，以黄牛乳汁拌蒸，从巳至未，待如膏煎，乃晒用也。[时珍曰]今人但切片晒干入药尔。

【气味】酸，温，无毒。

【主治】温痹邪气，霍乱大吐下，转筋不止。《别录》

【发明】[杲曰]木瓜入手、足太阴血分，气脱能收，气滞能和。

【附方】脚气肿急用木瓜切片，囊盛踏之。

核

【主治】霍乱烦躁气急，每嚼七粒，温水咽之。时珍出《圣惠》

枝、叶、皮、根

【气味】并酸，涩，温，无毒。

【主治】煮汁饮，并止霍乱吐下转筋，疗脚气。《别录》

山楂

(《唐本草》)

【释名】赤瓜子《唐本草》鼠楂危氏茅楂《日用本草》棠梂子《图经》山里果《食鉴》

【集解】[恭曰]赤爪木，赤楂也。出山南、申、安、随诸州。

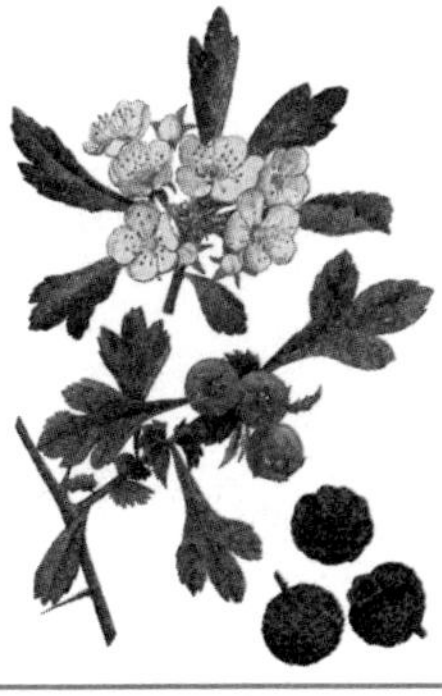

实

【修治】[时珍曰]九月霜后取带熟者，去核曝干，或蒸熟去皮核，捣作饼子，日干用。

【气味】酸，冷，无毒。

【主治】煮汁服，止水痢。沐头洗身，治疮痒。《唐本》

消食积，补脾，治小肠疝气，发小儿疮疹。吴瑞

【发明】[震亨曰]山楂大能克化饮食。若胃中无食积，脾虚不能运化，不思食者，多服之，则反克伐脾胃生发之气也。

【附方】老人腰痛及腿痛用棠梂子、鹿茸(炙)等分为末，蜜丸梧子大。每服百丸，日二服。食肉不消山楂肉四两，水煮食之，并饮其汁。《简便方》

核

【主治】吞之，化食磨积，治癫疝。时珍

【附方】难产山楂核七七粒，百草霜为衣，酒吞下。《海上方》

赤瓜木

【气味】苦，寒，无毒。

【主治】水痢，头风身痒。《唐本》

根

【主治】消积，治反胃。时珍

茎叶

【主治】煮汁，洗漆疮。时珍出《肘后》

柿

(《别录》中品)

【集解】[时珍曰]柿高树大叶，圆而光泽。四月开小花，黄白色。结实青绿色，八九月乃熟。

白柿、柿霜

【集解】[时珍曰]白柿即干柿生霜者。其法用大柿去皮捻扁，日晒夜露至干，内瓮中，待生白霜乃取出。今人谓之柿饼，亦曰柿花。其霜谓之柿霜。

【气味】甘，平，涩，无毒。

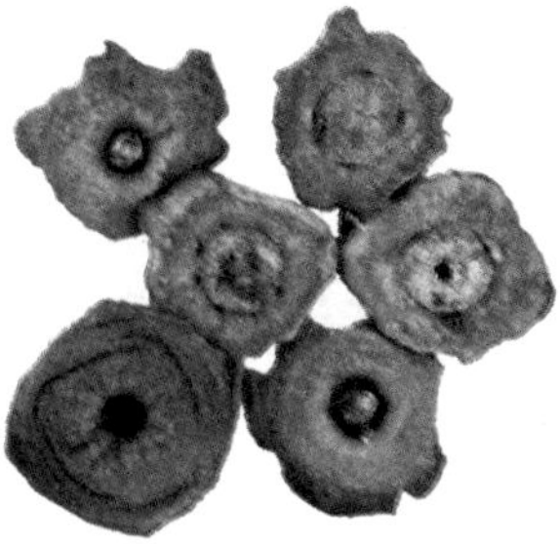

【主治】开胃涩肠，消痰止渴，治吐血，润心肺，疗肺痿心热咳嗽，润声喉，杀虫。大明

【发明】[时珍曰]柿乃脾、肺血分之果也。其味甘而气平，性涩而能收，故有健脾涩肠、治嗽止血之功。

【附方】热淋涩痛干柿、灯心等分，水煎日饮。《朱氏方》

柿蒂

【气味】涩，平，无毒。

【主治】咳逆哕气，煮汁服。孟诜

【附方】咳逆不止济生柿蒂散：治咳逆胸满。用柿蒂、丁香各二钱，生姜五片，水煎服。或为末，白汤点服。

橘

(《本经》上品)

【集解】[别录曰]橘柚生江南及山南山谷，十月采。

橘实

【气味】甘、酸，温，无毒。

【主治】甘者润肺，酸者聚痰。藏器

【发明】[时珍曰]橘皮下气消痰，其肉生痰聚饮，表里之异如此，凡物皆然。今人以蜜煎橘充果食甚佳，亦可酱菹也。

黄橘皮

【释名】红皮《汤液》陈皮《食疗》

【修治】[时珍曰]橘皮纹细色红而薄，内多筋脉，其味苦辛。柑皮纹粗色黄而厚，内多白膜，其味辛甘。

【气味】苦、辛，温，无毒。

【主治】胸中瘕热逆气，利水谷。久服去臭，下气通神。《本经》

【发明】[时珍曰]橘皮，苦能泄能燥，辛能散，温能和。其治百病，总是取其理气燥湿之功。

【附方】反胃吐食真橘皮，以日照西壁土炒香为末。每服二钱，生姜三片，枣肉一枚，水二钟，煎一钟，温服。《直指方》

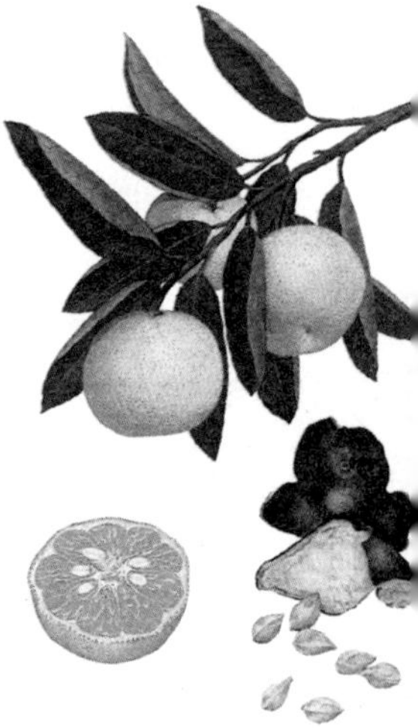

青橘皮

【修治】[时珍曰]青橘皮乃橘之未黄而青色者，薄而光，其气芳烈。今人多以小柑、小柚、小橙伪为之，不可不慎辨之。入药以汤浸去瓤，切片醋拌，瓦炒过用。

【气味】苦、辛，温，无毒。

【主治】气滞，下食，破积结及膈气。苏颂

【发明】[元素曰]青橘皮气味俱厚，沉而降，阴也。入厥阴、少阳经，治肝胆之病。

【附方】伤寒呃逆声闻四邻。四花青皮全者，研末。每服二钱，白汤下。《医林集要》

橘核

【修治】[时珍曰]凡用须以新瓦焙香，去壳取仁，研碎入药。

【气味】苦，平，无毒。

【主治】小肠疝气及阴核肿痛。炒研五钱，老酒煎服，或酒糊丸服，甚效。时珍

【发明】[时珍曰]橘核入足厥阴，与青皮同功，故治腰痛㿉疝在下之病，不独取象于核也。和剂局方治诸疝痛及内㿉，卵肿偏坠，或硬如石，或肿至溃，有橘核丸，用之有效。

【附方】腰痛橘核、杜仲各二两炒，研末。每服二钱，盐酒下。《简便方》

叶

【气味】苦，平，无毒。

【主治】导胸膈逆气，入厥阴，行肝气，消肿散毒，乳痈胁痛，用之行经。震亨

【附方】肺痈绿橘叶洗，捣绞汁一盏服之。吐出脓血即愈。《经验良方》

柑

（《开宝》）

【释名】木奴

【集解】[颂曰]乳柑出西戎者佳。

【气味】甘，大寒，无毒。

【主治】利肠胃中热毒，解丹石，止暴渴，利小便。《开宝》

【附方】难产柑橘瓤阴干，烧存性，研末，温酒服二钱。《集效》

皮

【气味】辛、甘，寒，无毒。

【主治】伤寒饮食劳复者，浓煎汁服。时珍

核

【主治】作涂面药。苏颂

叶

【主治】聤耳流水或脓血，取嫩头七个，入水数滴，杵取汁滴之，即愈。蔺氏

橙

（《开宝》）

【释名】金球　鹄壳

【集解】[时珍曰]橙产南土，其实似柚而香，叶有两刻缺如两段，亦有一种气臭者。嗅之则香，食之则美，诚佳果也。

【气味】酸，寒，无毒。

【主治】洗去酸汁，切和盐、蜜，煎成贮食，止恶心，能去胃中浮风恶气。《开宝》

皮

【气味】苦、辛，温，无毒。

【主治】作酱、醋香美，散肠胃恶气，消食下气，去胃中浮风气。《开宝》

【附方】痔疮肿痛隔年风干橙子，桶内烧烟熏之，神效。《医方摘要》

核

【附方】闪挫腰痛橙子核炒研，酒服三钱即愈。《摄生方》

柚

(《日华》)

【释名】条《尔雅》壶柑《唐本》臭橙《食性》朱栾

【集解】[颂曰]闽中、岭外、江南皆有柚，比橘黄白色而大。襄、唐间柚，色青黄而实小。其味皆酢，皮厚，不堪入药。

【气味】酸，寒，无毒。

【主治】消食，解酒毒，治饮酒人口气，去肠胃中恶气，疗妊妇不思食口淡。大明

皮

【气味】甘、辛，平，无毒。

【主治】下气。宜食，不入药。弘景消食快膈，散愤懑之气，化痰。时珍

【附方】痰气咳嗽用香栾去核切，砂瓶内浸酒，封固一夜，煮烂，蜜拌匀，时时含咽。

叶

【主治】头风痛，同葱白捣，贴太阳穴。时珍

花

【主治】蒸麻油作香泽面脂，长发润燥。时珍

枇杷

(《别录》中品)

【释名】[宗奭曰]其叶形似琵琶，故名。

实

【气味】甘、酸，平，无毒。

【主治】止渴下气，利肺气，止吐逆，主上焦热，润五脏。大明

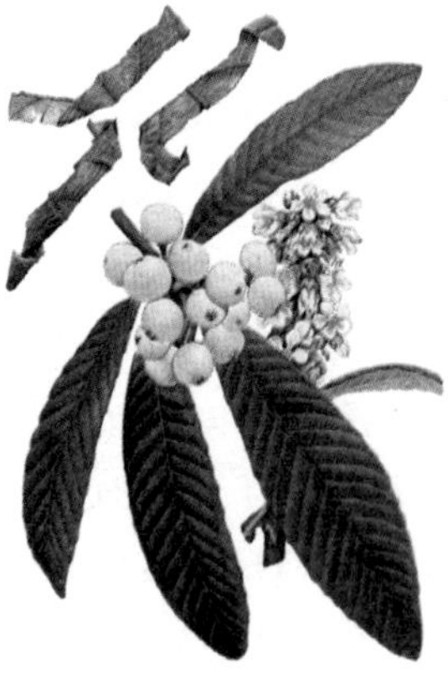

叶

【气味】苦，平，无毒。

【主治】和胃降气，清热解暑毒，疗脚气。时珍

【发明】[时珍曰]枇杷叶气薄味厚，阳中之阴。治肺胃之病，大都取其下气之功耳。

【附方】反胃呕哕枇杷叶(去毛炙)、丁香各一两，人参二两，为末。每服三钱，水一盏，姜三片，煎服。《圣惠方》

花

【主治】头风，鼻流清涕。辛夷等分，研末，酒服二钱，日二服。时珍

杨梅

（《开宝》）

【释名】杌子［时珍曰］其形如水杨子而味似梅，故名。扬州人呼白杨梅为圣僧。

【集解】［志曰］杨梅生江南、岭南山谷。树若荔枝树，而叶细阴青。子形似水杨子，而生青熟红，肉在核上，无皮壳。四月、五月采之。南人腌藏为果，寄至北方。

实

【气味】酸、甘，温，无毒。

【主治】盐藏食，去痰止呕哕，消食下酒。干作屑，临饮酒时服方寸匕，止吐酒。《开宝》

【附方】头痛不止杨梅为末，以少许取嚏鼻嚏妙。

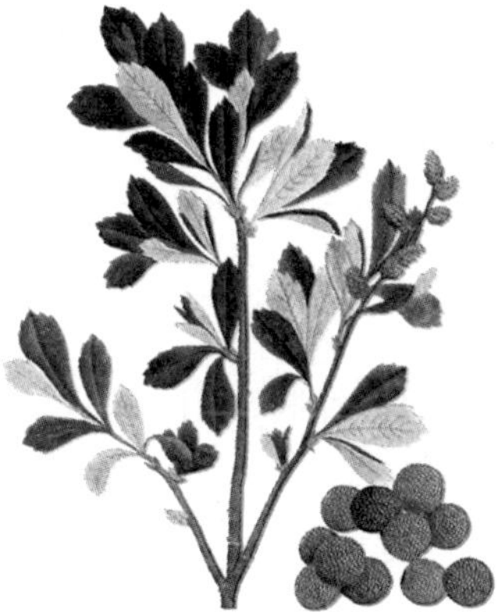

核仁

【主治】脚气。

树皮及根

【主治】煎水，漱牙痛。服之，解砒毒。烧灰油调，涂汤火伤。时珍

樱桃

(《别录》上品)

【释名】莺桃《礼注》**含桃**《月令》**荆桃**

【集解】[颂曰]樱桃处处有之,而洛中者最胜。其木多阴,先百果熟,故古人多贵之。

【气味】甘,热,涩,无毒。

【主治】调中,益脾气,令人好颜色,美志。《别录》

【发明】[震亨曰]樱桃属火而有土,性大热而发湿。旧有热病及喘嗽者,得之立病,且有死者也。

叶

【气味】甘,平,无毒。煮老鹅,易软熟。

【主治】蛇咬,捣汁饮,并傅之。苏颂

东行根

【主治】煮汁服,立下寸白蛔虫。苏颂

银杏

(《日用》)

【释名】白果《日用》**鸭脚子**[时珍曰]原生江南,叶似鸭掌,因名鸭脚。宋初始入贡,改呼银杏,因其形似小杏而核色白也。

【集解】[时珍曰]银杏生江南,以宣城者为胜。

核仁

【气味】甘、苦，平，涩，无毒。[时珍曰]熟食，小苦微甘，性温有小毒。多食令人胪胀。

【主治】熟食温肺益气，定喘嗽，缩小便，止白浊。生食降痰，消毒杀虫。时珍

【发明】[时珍曰]银杏宋初始著名，而修本草者不收。

【附方】赤白带下下元虚惫。白果、莲肉、江米（即糯米）各五钱，胡椒一钱半，为末。用乌骨鸡一只，去肠盛药，瓦器煮烂，空心食之。《集简方》

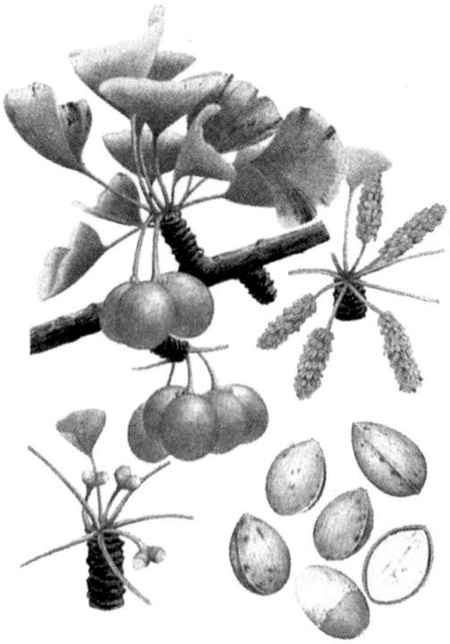

胡桃

（《开宝》）

【释名】羌桃《名物志》核桃

【集解】[时珍曰]胡桃树高丈许。春初生叶，长四五寸，微似大青叶，两两相对，颇作恶气。三月开花如栗花，结实至秋如青桃状。

核仁

【气味】甘，平、温，无毒。

【主治】食之令人肥健，润肌，黑须发。多食利小便，去五痔。捣和胡

粉，拔白须发，内孔中，则生黑毛。烧存性，和松脂研，傅瘰疬疮。《开宝》

油胡桃

【气味】辛，热，有毒。

【主治】杀虫攻毒，治痈肿、疠风、疥癣、杨梅、白秃诸疮，润须发。时珍

【附方】胡桃丸 益血补髓，强筋壮骨，延年明目，悦心润肌，能除百病。用胡桃仁四两捣膏，入破故纸、杜仲、萆薢末各四两杵匀，丸梧子大。每空心温酒、盐汤任下五十丸。《御药院方》

荔枝

（《开宝》）

【释名】离枝《纲目》丹荔 [时珍曰] 司马相如《上林赋》作离支。

实

【气味】甘，平，无毒。

【主治】止渴，益人颜色。《开宝》通神，益智，健气。孟诜

【发明】[震亨曰] 荔枝属阳，主散无形质之滞气，故瘤赘赤肿者用之。

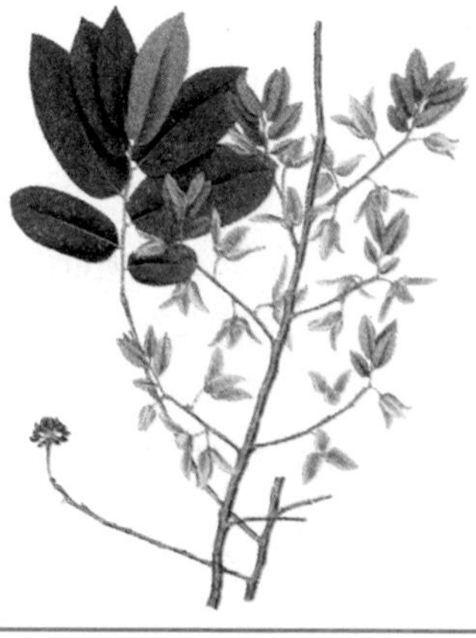

核

【气味】甘，温，涩，无毒。

【主治】治癫疝气痛，妇人血气刺痛。时珍

【发明】[时珍曰]荔枝核入厥阴，行散滞气，其实双结而核肖睾丸，故其治㿉疝卵肿，有述类象形之义。

【附方】肾肿如斗 荔枝核、青橘皮、茴香等分，各炒研。酒服二钱，日三。

龙眼

（《别录》中品）

【集解】[时珍曰]龙眼正圆，别录、苏恭比之槟榔，殊不类也。其木性畏寒，白露后方可采摘，晒焙令干，成朵干者名龙眼锦。

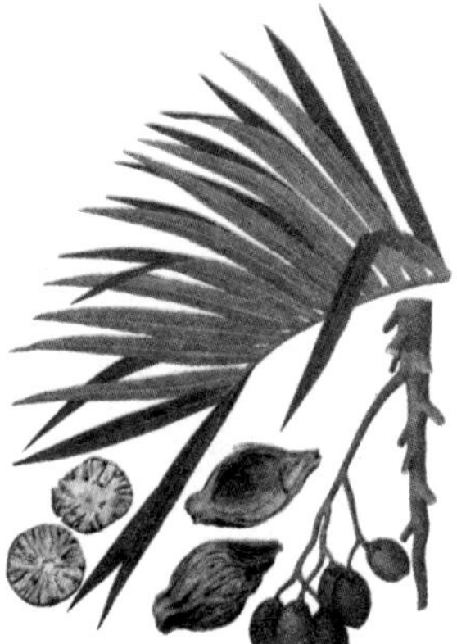

实

【气味】甘，平，无毒。

【主治】开胃益脾，补虚长智。时珍

【发明】[时珍曰]食品以荔枝为贵，而资益则龙眼为良。盖荔枝性热，而龙眼性和平也。

核

【主治】胡臭。六枚，同胡椒二七枚研，遇汗出即擦之。时珍

橄榄

（《开宝》）

【释名】青果《梅圣俞集》忠果《记事珠》谏果出农书

【集解】[时珍曰]橄榄树高，将熟时以木钉钉之，或纳盐少许于皮内，

其实一夕自落，亦物理之妙也。其子生食甚佳，蜜渍、盐藏皆可致远。

实

【气味】酸、甘，温，无毒。

【主治】生食、煮饮，并消酒毒，解鯸鲐鱼毒。《开宝》嚼汁咽之，治鱼鲠。宗奭

【发明】[时珍曰]按名医录云：吴江一富人，食鳜鱼被鲠，横在胸中，不上不下，痛声动邻里，半月余几死。忽遇渔人张九，令取橄榄与食。时无此果，以核研末，急流水调服，骨遂下而愈。

榄仁

【气味】甘，平，无毒。

【主治】唇吻燥痛，研烂傅之。《开宝》

槟榔

（《别录》中品）

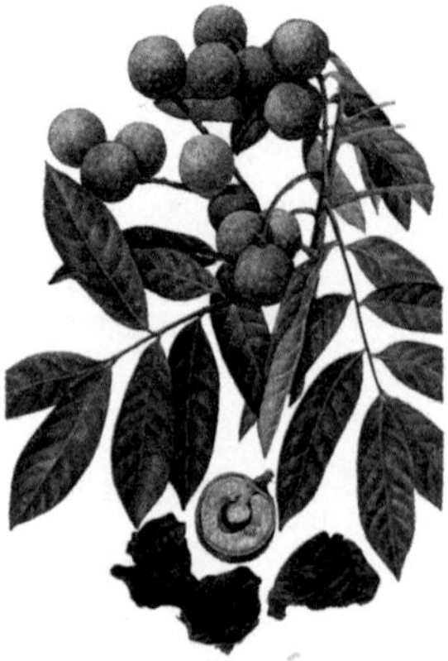

【集解】[别录曰]槟榔生南海。[弘景曰]此有三四种，出交州者形小味甘，广州以南者形大味涩。

槟榔子

【气味】苦、辛，温，涩，无毒。

【主治】消谷逐水，除痰澼，杀三虫，伏尸，疗寸白。

《别录》治腹胀，生捣末服，利水谷道。傅疮，生肌肉止痛。烧灰，傅口吻白疮。苏恭

【发明】[元素曰]槟榔味厚气轻，沉而降，阴中阳也。苦以破滞，辛以散邪，泄胸中至高之气，使之下行。性如铁石之沉重，能坠诸药至于下极，故治诸气后重如神也。

椰子

(《开宝》)

【释名】越王头《纲目》胥余

【集解】[志曰]椰子生安南，树如棕榈，子中有浆，饮之得醉。

椰子瓤

【气味】甘，平，无毒。

【主治】益气。《开宝》治风。汪颖食之不饥，令人面泽。时珍

椰子浆

【气味】甘，温，无毒。

【主治】止消渴。涂头，益发令黑。《开宝》治吐血、水肿，去风热。李珣

椰子皮

【气味】苦，平，无毒。

【主治】治卒心痛，烧存性，研，以新汲水服一钱，极验。时珍

波罗蜜

（《纲目》）

【释名】曩伽结［时珍曰］波罗蜜，梵语也。

【集解】［时珍曰］波罗蜜生交趾、南番诸国，今岭南、滇南亦有之。

瓤

【气味】甘、香、微酸，平，无毒。

【主治】止渴解烦，醒酒益气，令人悦泽。时珍

核中仁

【气味】同瓤。

【主治】补中益气，令人不饥轻健。时珍

无花果

（《食物》）

【释名】映日果《便民图纂》**优昙钵**《广州志》**阿驲**音楚

【集解】［时珍曰］无花果出扬州及云南，今吴、楚、闽、越人家，亦或折枝插成。枝柯如枇杷树，三月发叶如花构叶。五月内不花而实，实出枝间，状如木馒头，其内虚软。

实

【气味】甘，平，无毒。

【主治】开胃，止泄痢。汪颖治五痔，咽喉痛。时珍

叶

【气味】甘、微辛，平，有小毒。

【主治】五痔肿痛，煎汤频熏洗之，取效。震亨

胡椒

（《唐本草》）

【释名】味履支［时珍曰］胡椒，因其辛辣似椒，故得椒名，实非椒也。

【集解】［时珍曰］胡椒，今南番诸国及交趾、滇南、海南诸地皆有之。蔓生附树及作棚引之。叶如扁豆、山药辈。

实

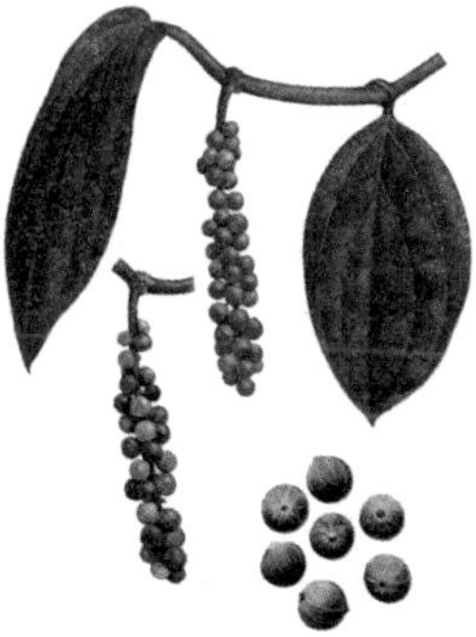

【气味】辛，大温，无毒。

【主治】下气温中去痰，除脏腑中风冷。《唐本草》

【发明】［时珍曰］胡椒大辛热，纯阳之物，肠胃寒湿者宜之。

【附方】心下大痛用椒四十九粒，乳香一钱，研匀。男用生姜，女用当归酒下。

茗

（《唐本草》）

【集解】［《神农食经》曰］茶茗生益州及山陵道旁，凌冬不死，三月三日采干。

叶

【气味】苦、甘，微寒，无毒。

【主治】下气消食，作饮，加茱萸、葱、姜良。苏恭破热气，除瘴气，利大小肠。藏器清头目，治中风昏聩，多睡不醒。好古煎浓，吐风热痰涎。时珍

茶子

【气味】苦，寒，有毒。

【主治】喘急咳嗽，去痰垢。捣仁洗衣，除油腻。时珍

甜瓜

（宋《嘉祐》）

【释名】甘瓜《唐本》果瓜 [时珍曰] 甜瓜之味，甜于诸瓜，故独得甘、甜之称。本草瓜蒂，亦此瓜之蒂也。

【集解】[别录曰] 瓜蒂生嵩高平泽，七月七日采，阴干。

瓜瓤

【气味】甘，寒，滑，有小毒。

【主治】止渴，除烦热，利小便，通三焦间雍塞气，治口鼻疮。嘉祐

【发明】[弘景曰] 凡瓜皆冷利，早青者尤甚。熟瓜除瓤食之，不害人。

瓜蒂

【释名】瓜丁《千金》苦丁香

【修治】[敩曰]凡使勿用白瓜蒂，要取青绿色瓜。

【气味】苦，寒，有毒。

【主治】大水，身面四肢浮肿，下水杀蛊毒，咳逆上气，及食诸果，病在胸腹中，皆吐下之。《本经》

【发明】[震亨曰]瓜蒂性急，能损胃气，胃弱者宜以他药代之。病后、产后，尤宜深戒。

【附方】急黄喘息心上坚硬，欲得水吃者。瓜蒂二小合，赤小豆一合，研末。暖浆水五合，服方寸匕，一炊久当吐，不吐再服。吹鼻取水亦可。《伤寒类要》

西瓜

（《日用》）

【释名】寒瓜

【集解】[时珍曰]二月下种，蔓生，花叶皆如甜瓜。七、八月实熟，有围及径尺者，长至二尺者。

瓜瓤

【气味】甘、淡，寒，无毒。

【主治】消渴止烦，解暑热。吴瑞

【发明】[颖曰]西瓜性寒解热，有天生白虎汤之号。然亦不宜多食。

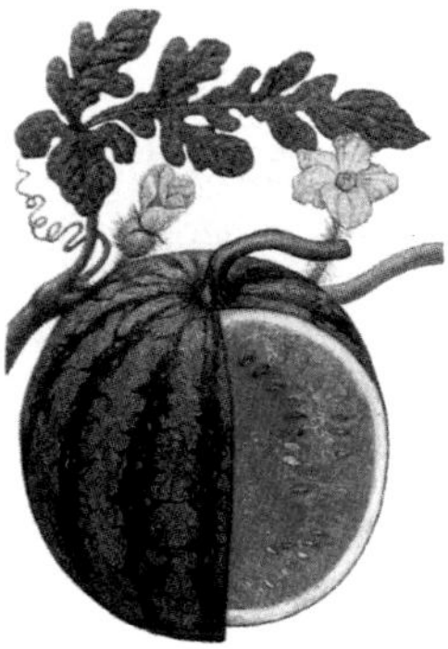

皮

【气味】甘，凉，无毒。

【主治】口、舌、唇内生疮，烧研噙之。震亨

葡萄

（《本经》上品）

【释名】蒲桃古字草龙珠

【集解】［《别录》曰］葡萄生陇西、五原、敦煌山谷。

实

【气味】甘，平，涩，无毒。

【主治】筋骨湿痹，益气倍力强志，令人肥健，耐饥忍风寒。久食，轻身不老延年。可作酒。《本经》

【发明】［震亨曰］葡萄属土，有水与木火。东南人食之多病热，西北人食之无恙。盖能下走渗道，西北人禀气厚故耳。

【附方】除烦止渴生葡萄捣滤取汁，以瓦器熬稠，入熟蜜少许同收。点汤饮甚良。《居家必用》

根及藤、叶

【气味】同实

【主治】煮浓汁细饮，止呕哕及霍乱后恶心，孕妇子上冲心，饮之即下，胎安。孟诜治腰脚肢腿痛，煎汤淋洗之良。又饮其汁，利小便，通小肠，消肿满。时珍

【附方】水肿葡萄嫩心十四个，蝼蛄七个（去头尾），同研，露七日，曝干为末。每服半钱，淡酒调下。暑月尤佳。《洁古保命集》

猕猴桃

（宋《开宝》）

【释名】猕猴梨《开宝》藤梨同上阳桃《日用》木子

【集解】[志曰]生山谷中。藤着树生，叶圆有毛。其实形似鸡卵大，其皮褐色，经霜始甘美可食。皮堪作纸。

实

【气味】酸、甘，寒，无毒。

【主治】止暴渴，解烦热，压丹石，下石淋。《开宝》

藤中汁

【气味】甘，滑，寒，无毒。

【主治】热壅反胃，和生姜汁服之。又下石淋。藏器

甘蔗

（《别录》中品）

【释名】竿蔗　藷

【集解】[时珍曰]蔗皆畦种，丛生，最困地力。茎似竹而内实，大者围数寸，长六七尺，根下节密，以渐而疏。

蔗

【气味】甘，平，涩，无毒。

【主治】下气和中，助脾气，利大肠。《别录》

【发明】[时珍曰]蔗，脾之果也。其浆甘寒，能泻火热，素问所谓甘温除大热之意。

【附方】反胃吐食朝食暮吐，暮食朝吐，旋旋吐者。用甘蔗汁七升，生姜汁一升，和匀，日日细呷之。《梅师方》

莲藕

（《本经》上品）

【释名】其根藕《尔雅》其实莲同上其茎叶荷

【集解】[《别录》曰]藕实茎生汝南池泽。八月采。

莲实

【释名】石莲子《别录》水芝《本经》

【修治】[弘景曰]藕实即莲子，八九月采黑坚如石者，干捣破之。

【气味】甘，平，涩，无毒。

【主治】补中养神，益气力，除百疾。久服，轻身耐老，不饥延年。《本经》

【发明】[时珍曰]莲产于淤泥，而不为泥染；居于水中，而不为水没。

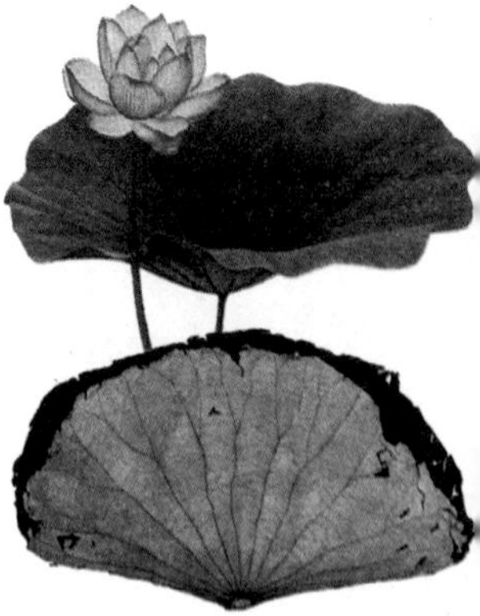

藕

【气味】甘，平，无毒。

【主治】热渴，散留血，生肌。久服令人心欢。《别录》

【发明】[时珍曰]白花藕大而孔扁者，生食味甘，煮食不美；红花及野藕，生食味涩，煮蒸则佳。

藕节

【气味】涩，平，无毒。

【主治】能止咳血唾血，血淋溺血，下血血痢血崩。时珍

【发明】[时珍曰]一男子病血淋，痛胀祈死。予以藕汁调发灰，每服二钱，服三日而血止痛除。

莲薏(即莲子中青心也)

【释名】苦薏

【气味】苦，寒，无毒。

【主治】血渴，产后渴，生研末，米饮服二钱，立愈。士良清心去热。时珍

莲蕊须

【气味】甘，涩，温，无毒。

【主治】清心通肾，固精气，乌须发，悦颜色，益血，止血崩、吐血。时珍

荷叶

【气味】苦，平，无毒。

【主治】生发元气，裨助脾胃，涩精浊，散瘀血，消水肿痈肿，发痘疮，治吐血咯血衄血，下血溺血血淋，崩中，产后恶血，损伤败血。时珍

柏

(《本经》上品)

【释名】侧柏

【集解】[《别录》曰] 柏实生太山山谷，柏叶尤良。四时各依方面采，阴干。

柏实

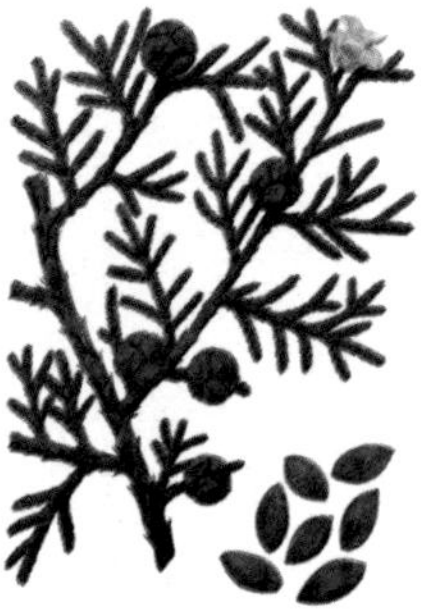

【修治】[时珍曰] 寻常用，只蒸熟曝烈，舂簸取仁，炒研入药。

【气味】甘，平，无毒。

【主治】惊悸，益气，除风湿痹，安五脏。久服，令人润泽美色，耳目聪明，不饥不老，轻身延年。《本经》

【发明】[时珍曰] 柏子仁性平而不寒不燥，味甘而补，辛而能润，其气清香，能透心肾，益脾胃，盖仙家上品药也，宜乎滋养之剂用之。

【附方】服柏实法八月连房取实曝收，去壳研末。每服二钱，温酒下，一日三服。渴即饮水，令人悦泽。

松

（《别录》上品）

【释名】[时珍曰] 按王安石字说云：松柏为百木之长。松犹公也，柏犹伯也。故松从公，柏从白。

松脂

【释名】松膏《本经》松胶《纲目》松香同

【修治】[颂曰] 凡用松脂，须先炼治。

【气味】苦、甘，温，无毒。

【主治】强筋骨，利耳目，治崩带。时珍

【附方】风虫牙痛刮松上脂，滚水泡化，一漱即止，已试验。《集简方》

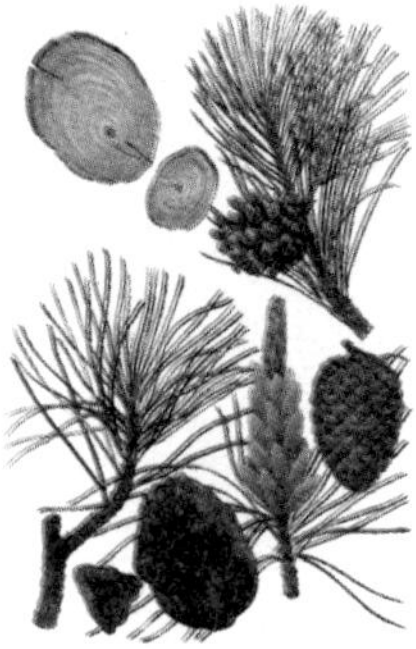

松节

【气味】苦，温，无毒。

【主治】治风蛀牙痛，煎水含漱，或烧灰日揩，有效。时珍

【发明】[时珍曰]松节，松之骨也。质坚气劲，久亦不朽，故筋骨间风湿诸病宜之。

【附方】阴毒腹痛油松木七块炒焦，冲酒二钟，热服。《集简方》

杉

（《别录》中品）

【释名】沙木《纲目》檠木

【集解】[时珍曰]杉木叶硬，微扁如刺，结实如枫实。江南人以惊蛰前后取枝插种，出倭国者谓之倭木，并不及蜀、黔诸峒所产者尤良。

杉材

【气味】辛，微温，无毒。

【主治】臁疮，煮汤洗之，无不瘥。《别录》

【发明】[震亨曰]杉屑属金有火。其节煮汁浸捋脚气肿满，尤效。

【附方】肺壅痰滞上焦不利，卒然咳嗽。杉木屑一两，皂角(去皮酥炙)三两，为末，蜜

丸梧子大。每米饮下十丸，一日四服。《圣惠方》

皮

【主治】金疮血出，及汤火伤灼，取老树皮烧存性，研傅之。或入鸡子清调傅。一二日愈。时珍

桂

（《别录》上品）

【释名】梫

【集解】[颂曰]三月、四月生花，全类茱萸。九月结实，今人多以装缀花果作筵具。其叶甚香，可作饮尤佳。二月、八月采皮，九月采花，并阴干，不可近火。

【气味】甘，辛，大热，有小毒。

【主治】补命门不足，益火消阴。好古治寒痹风暗。阴盛失血，泻痢惊痫。时珍

桂心

【气味】苦，辛，无毒。

【主治】九种心痛，腹内冷气痛不可忍，咳逆结气壅痹，脚痹不仁，止下痢，杀三虫，治鼻中息肉，破血，通利月闭，胞衣不下。甄权

木兰

（《本经》上品）

【释名】杜兰《别录》林兰《本经》木莲《纲目》黄心

【集解】[《别录》曰]木兰生零陵山谷及太山。皮似桂而香。十二月采皮，阴干。

皮

【气味】苦，寒，无毒。

【主治】疗中风伤寒，及痈疽水肿，去臭气。《别录》治酒疸，利小便，疗重舌。时珍

【附方】小儿重舌木兰皮一尺，广四寸，削去粗皮，入醋一升，渍汁噙之。《子母秘录》

花

【主治】鱼哽骨哽，化铁丹用之。时珍

丁香

(《开宝》)

【释名】丁子香《嘉祐》鸡舌香

【集解】[恭曰]鸡舌香树叶及皮并似栗，花如梅花，子似枣核，此雌树也，不入香用。其雄树虽花不实，采花酿之以成香。出昆仑及交州、爱州以南。

鸡舌香

(《别录》)

【气味】辛，微温，无毒。[时珍曰]辛，温。

【主治】风水毒肿，霍乱心痛，去恶热。《别录》吹鼻，杀脑疳，入诸香中，令人身香。甄权

丁香

（《开宝》）

【气味】辛，温，无毒。

【主治】治虚哕，小儿吐泻，痘疮胃虚，灰白不发。时珍

【发明】[好古曰]丁香与五味子、广茂同用，治奔豚之气。亦能泄肺，能补胃，大能疗肾。

枝

【主治】一切冷气，心腹胀满，恶心，泄泻虚滑，水谷不消。用枝杖七斤，肉豆蔻（面煨）八斤，白面（炒）六斤，甘草（炒）十一斤，炒盐十三斤，为末。日日点服。《御药院方》

根

【气味】辛，热，有毒。

【主治】风热毒肿。不入心腹之用。《开宝》

檀香

（《别录》下品）

【释名】旃檀《纲目》真檀

【集解】[时珍曰]皮实而色黄者为黄檀，皮洁而色白者为白檀，皮腐而色紫者为紫檀。其木并坚重清香，而白檀尤良。宜以纸封收，则不泄气。

白旃檀

【气味】辛，温，无毒。

【主治】消风热肿毒。弘景治中恶鬼气，杀虫。藏器煎服，止心腹痛、霍乱、肾气痛。水磨，涂外肾并腰、肾痛处。大明

紫檀

【气味】咸，微寒，无毒。

【主治】摩涂恶毒风毒。《别录》刮末傅金疮，止血止痛。疗淋。弘景醋磨，傅一切卒肿。《千金》

【发明】[时珍曰]白檀辛温，气分之药也。故能理卫气而调脾肺，利胸膈。紫檀咸寒，血分之药也。故能和营气而消肿毒，治金疮。

樟

（《拾遗》）

【释名】[时珍曰]其木理多文章，故谓之樟。

樟材

【气味】辛，温，无毒。

【主治】恶气中恶，心腹痛鬼疰，霍乱腹胀，宿食不消，常吐酸臭水，酒煮服，无药处用之。煎汤，浴脚气疥癣风痒。作履，除脚气。藏器

【发明】[时珍曰]霍乱及干霍乱须吐者。以樟木屑煎浓汁吐之，甚良。又中恶、鬼气卒死者，以樟木烧烟熏之，待苏乃用药。此物辛烈香窜，能去湿气、辟邪恶故也。

【附方】手足痛风冷痛如虎咬者。用樟木屑一斗，急流水一石，煎极滚泡之，乘热安足于

桶上熏之。以草荐围住，勿令汤气入目。其功甚捷，此家传经验方也。虞抟《医学正传》

瘿节

【主治】风疰鬼邪。时珍

【附方】三木节散治风劳，面色青白，肢节沉重，膂间痛，或寒或热，或躁或嗔，思食不能食，被虫侵蚀，证状多端。天灵盖（酥炙，研）二两，牛黄、人中白（焙）各半两，麝香二钱，为末。别以樟木瘤节、皂荚木瘤节、槐木瘤节各为末五两，每以三钱，水一盏，煎半盏，去滓，调前末一钱，五更顿服，取下虫物为妙。《圣惠方》

芦荟

（《开宝》）

【释名】奴会《开宝》讷会《拾遗象胆

【集解】［时珍曰］芦荟原在草部，药谱及图经所状，皆言是木脂。

【气味】苦，寒，无毒。

【主治】热风烦闷，胸膈间热气，明目镇心，小儿癫痫惊风，疗五疳，杀三虫及痔病疮瘘，解巴豆毒。《开宝》主小儿诸疳热。李珣

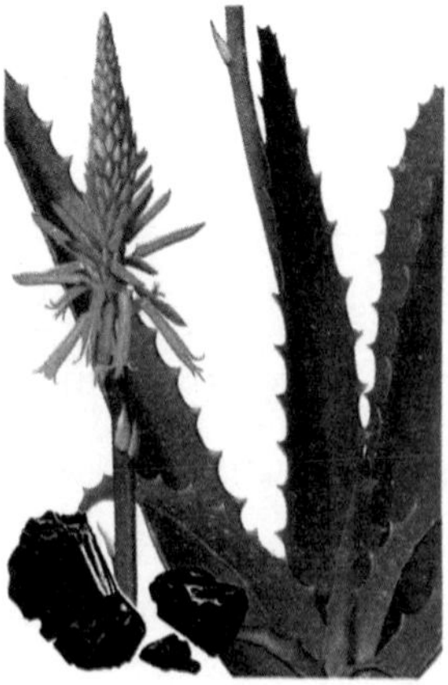

【发明】［时珍曰］芦荟，乃厥阴经药也。其功专于杀虫清热。已上诸病，皆热与虫所生故也。

【附方】小儿脾疳芦荟、使君子等分，为末，每米饮服一二钱。《卫生易简方》

厚朴

（《本经》中品）

【释名】烈朴《日华》赤朴《别录》厚皮同重皮《广雅》树名榛《别录》子名逐折《别录》

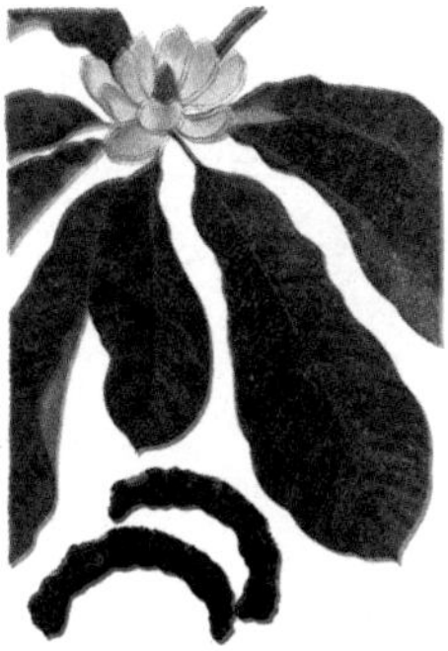

【集解】[别录曰]厚朴生交趾、冤句，三月、九月、十月采皮，阴干。

皮

【气味】苦，温，无毒。

【主治】中风伤寒，头痛寒热惊悸，气血痹，死肌，去三虫。《本经》温中益气，消痰下气，疗霍乱及腹痛胀满，胃中冷逆，胸中呕不止，泄痢淋露，除惊，去留热心烦满，厚肠胃。《别录》

逐折

【气味】甘，温，无毒。

【主治】疗鼠瘘，明目益气。《别录》

杜仲

（《本经》上品）

【释名】思仲《别录》思仙《本经》木棉《吴普》

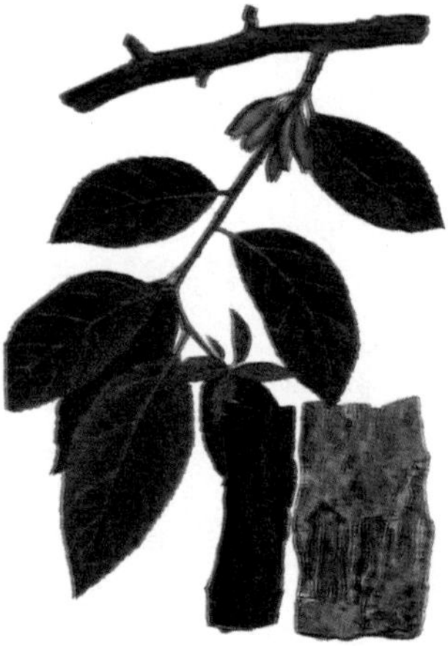

【集解】[别录曰] 杜仲生上虞山谷及上党、汉中。二月、五月、六月、九月采皮。

皮

【气味】辛，平，无毒。

【主治】腰膝痛，补中益精气，坚筋骨，强志，除阴下痒湿，小便余沥。久服，轻身耐老。《本经》脚中酸痛，不欲践地。《别录》润肝燥，补肝经风虚。好古

【发明】[时珍曰] 杜仲古方只知滋肾，惟王好古言是肝经气分药，润肝燥，补肝虚，发昔人所未发也。杜仲色紫而润，味甘微辛，其气温平。甘温能补，微辛能润。故能入肝而补肾，子能令母实也。

梧桐

(《纲目》)

【释名】榇

【集解】[弘景曰] 梧桐皮白，叶似青桐，而子肥可食。

木白皮

【主治】烧研，和乳汁涂须发，变黄赤。时珍

叶

【主治】发背，炙焦研末，蜜调傅，干即易。《肘后》

子

【气味】甘，平，无毒。

【主治】捣汁涂，拔去白发，根下必生黑者。又治小儿口疮，和鸡子烧存性，研掺。时珍

柳

（《本经》下品）

【释名】小杨《说文》杨柳

柳华

【释名】柳絮《本经》

【气味】苦，寒，无毒。

【主治】风水黄疸，面热黑。《本经》主止血，治湿痹，四肢挛急，膝痛。甄权

【发明】[弘景曰] 柳华熟时，随风状如飞雪，当用其未舒时者。子亦随花飞止，应水渍汁尔。

叶

【气味】同华。

【主治】疗白浊，解丹毒。时珍

枝及根白皮

【气味】同华。

【主治】煎服，治黄疸白浊。酒煮，熨诸痛肿，去风止痛消肿。时珍

白杨

(《唐本草》)

【释名】独摇

【集解】[恭曰]白杨取叶圆大，蒂小，无风自动者。

木皮

【气味】苦，寒，无毒。

【主治】毒风脚气肿，四肢缓弱不随，毒气游易在皮肤中，痰癖等，酒渍服之。《唐本》

【附方】项下瘿气秫米三斗炊熟，取圆叶白杨皮十两，勿令见风，切，水五升，煮取二升，渍麴末五两，如常酿酒。每旦一盏，日再服。《崔氏方》

枝

【主治】消腹痛，治吻疮。时珍

【附方】口吻烂疮白杨嫩枝，铁上烧灰，和脂傅之。《外台秘要》

叶

【主治】龋齿，煎水含漱。又治骨疽久发，骨从中出，频捣傅之。时珍

巴豆

（《本经》下品）

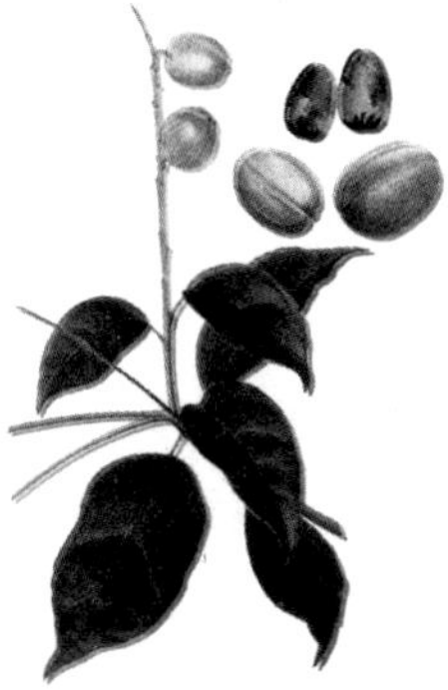

【释名】巴菽《本经》刚子《炮炙》老阳子［时珍曰］此物出巴蜀，而形如菽豆，故以名之。

【修治】［时珍曰］巴豆有用仁者，用壳者，用油者，有生用者，麸炒者，醋炒者，烧存性者，有研烂以纸包压去油者（谓之巴豆霜）。

【气味】辛，温，有毒。［之才曰］中其毒者，用冷水、黄连汁、大豆汁解之。［时珍曰］巴豆气热味辛，生猛熟缓，能吐能下，能行能止，是可升可降药也。

【主治】伤寒温疟寒热，破症瘕结聚坚积，留饮痰澼，大腹水胀，荡练五脏六腑，开通闭塞，利水谷道，去恶肉，杀虫鱼。《本经》

【发明】［元素曰］巴豆乃斩关夺门之将，不可轻用。［时珍曰］巴豆峻用则有戡乱劫病之功，微用亦有抚缓调中之妙。苟用所不当用，则犯轻用损阴之戒矣。

【附方】一切积滞巴豆一两，蛤粉二两，黄檗三两，为末，水丸绿豆大。每水下五丸。《医学切问》

相思子

（《纲目》）

【释名】红豆

【集解】[时珍曰]相思子生岭南,树高丈余,白色。

【气味】苦,平,有小毒,吐人。

【主治】通九窍,去心腹邪气,止热闷头痛,风痰瘴疟,杀腹脏及皮肤内一切虫,除蛊毒。取二七枚研服,即当吐出。时珍

【附方】瘴疟寒热相思子十四枚,水研服,取吐立瘥。《千金》

桑

(《本经》中品)

【释名】子名椹

【集解】[颂曰]方书称桑之功最神,在人资用尤多。

桑根白皮

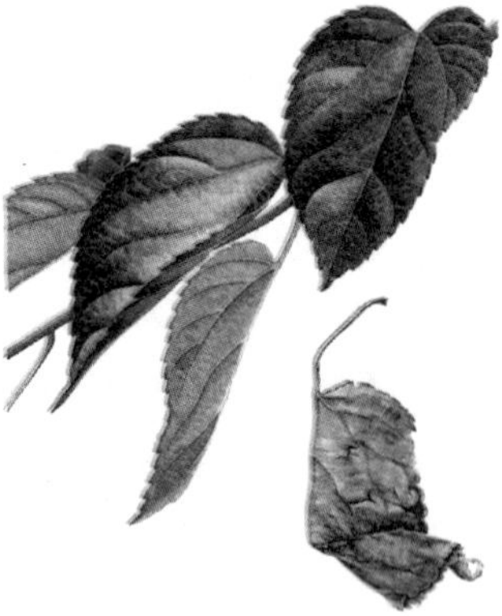

【修治】[敩曰]凡使,采十年以上向东畔嫩根,铜刀刮去青黄薄皮一重,取里白皮切,焙干用。其皮中涎勿去之,药力俱在其上也。

【气味】甘,寒,无毒。

【主治】去肺中水气,唾血热渴,水肿腹满胪胀,利水道,去寸白,可以缝金疮。《别录》

【发明】[时珍曰]桑白皮长于利小水,乃实则泻其子也。故肺中有水气及肺火有余者宜之。

桑椹

【释名】文武实

【主治】单食,止消渴。苏恭

【发明】[宗奭曰]本经言桑甚详，然独遗乌椹，桑之精英尽在于此。

叶

【气味】苦、甘，寒，有小毒。

【主治】治劳热咳嗽，明目长发。时珍

【发明】[颂曰]桑叶可常服。[时珍曰]桑叶乃手、足阳明之药，汁煎代茗，能止消渴。

枝

【气味】苦，平。

【主治】遍体风痒干燥，水气，脚气，风气，四肢拘挛，上气眼运，肺气咳嗽，消食利小便。久服，终身不患偏风。苏颂

【发明】[时珍曰]煎药用桑者，取其能利关节，除风寒湿痹诸痛也。

酸枣

（《本经》上品）

【释名】山枣

【集解】[《别录》曰]酸枣生河东川泽，八月采实阴干，四十日成。[志曰]酸枣即棘实，更非他物。

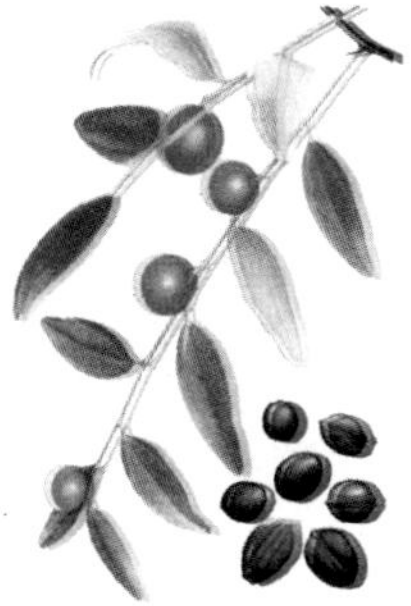

【主治】心腹寒热，邪结气聚，四肢酸痛湿痹。久服，安五脏，轻身延年。《本经》烦心不得眠，脐上下痛，血转久泄，虚汗烦渴，补中，益肝气，坚筋骨，助阴气，能令人肥健。《别录》

【发明】[时珍曰]酸枣实味酸性收，故主肝病，寒热结

气，酸痹久泻，脐下满痛之症。

【附方】睡中汗出酸枣仁、人参、茯苓等分，为末，每服一钱，米饮下。《简便方》

金樱子

（《蜀本草》）

【释名】刺梨子《开宝》山石榴《纲目》山鸡头子[时珍曰]金樱当作金罂，谓其子形如黄罂也。

【集解】[颂曰]从生郊野中，大类蔷薇，有刺，四月开白花，夏秋结实，亦有刺，黄赤色，形似小石榴，十一月、十二月采。

子

【气味】酸，涩，平，无毒。

【主治】脾泄下痢，止小便利，涩精气。久服，令人耐寒轻身。《蜀本》

【发明】[慎微曰]《沈存中笔谈》云金樱子止遗泄，取其温且涩也。

【附方】补血益精金樱子（去刺及子，焙）四两，缩砂二两，为末，炼蜜和丸梧子大。每服五十丸，空心温酒服。《奇效良方》

花

【气味】同子。

【主治】止冷热痢，杀寸白虫，和铁粉研匀，拔白发涂之，即生黑者，亦可染须。大明

冬青

（《纲目》）

【释名】冻青

【集解】[藏器曰]冬青木肌白，有文作象齿笏。其叶堪染绯。

子及木皮

【气味】甘、苦，凉，无毒。

【主治】浸酒，去风虚，补益肌肤。皮之功同。藏器

叶

【主治】烧灰，入面膏，治皲瘃，灭瘢痕，殊效。苏颂

五加

（《本经》上品）

【释名】五佳《纲目》五花《炮炙论》文章草《纲目》白刺《纲目》追风使《图经》木骨《图经》金盐《仙经》豺漆《本经》豺节《别录》[时珍曰]此药以五叶交加者良，故名五加，又名五花。

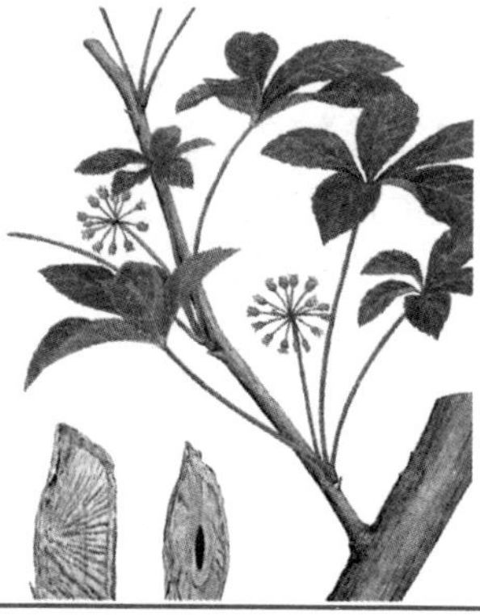

【集解】[别录曰]五加皮五叶者良，

生汉中及冤句。五月、七月采茎，十月采根，阴干。

根皮同茎

【气味】辛，温，无毒。

【主治】心腹疝气腹痛，小儿三岁不能行，疽疮阴蚀。《本经》男子阴痿，囊下湿，小便余沥，妇人阴痒及腰脊痛，两脚疼痹风弱，五缓虚羸，补中益精，坚筋骨，强志意。久服，轻身耐老。《别录》

【发明】[时珍曰]五加治风湿痿痹，壮筋骨，其功良深。

【附方】虚劳不足五加皮、枸杞根白皮各一斗，水一石五斗，煮汁七斗，分取四斗，浸麴一斗，以三斗拌饭，如常酿酒法，待熟任饮。《千金方》

枸杞

（《本经》上品）

【释名】枸棘《衍义》苦杞《诗疏》天精《抱朴》地骨《本经》甜菜《图经》仙人仗《别录》

【集解】[《别录》曰]枸杞生常山平泽，及诸丘陵阪岸。[颂曰]今处处有之。春生苗，叶如石榴叶而软薄，堪食，俗呼为甜菜。其茎秆高三五尺，作丛。六月、七月生小红紫花。其根名地骨。

【气味】枸杞：苦，寒，无毒。

【主治】枸杞：主五内邪气，热中消渴，周痹风湿。久服坚筋骨，轻身不老，耐寒暑。《本经》补精气诸不足，易颜色，变白，明目安神，令人长寿。甄权

苗

【气味】苦，寒。

【主治】除烦益志，补五劳七伤，壮心气，去皮肤骨节间风，消热毒，散疮肿。大明去上焦心肺客热。时珍

枸杞子

【气味】苦，寒。

【主治】坚筋骨，耐老，除风，去虚劳，补精气。孟诜滋肾润肺，榨油点灯，明目。时珍

紫荆

（《开宝》）

【释名】紫珠《拾遗》皮名肉红《纲目》内消

【集解】[颂曰] 紫荆处处有之，人多种于庭院间。木似黄荆，叶小无桠，花深紫可爱。

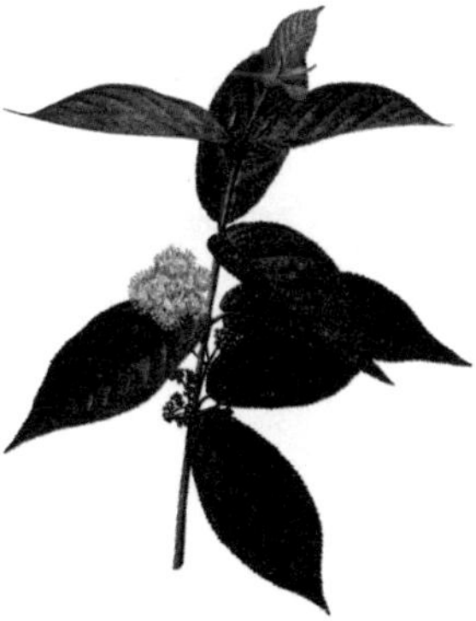

木并皮

【气味】苦，平，无毒。

【主治】破宿血，下五淋，浓煮汁服。《开宝》通小肠。大明活血行气，消肿解毒，治妇人血气疼痛，经水凝涩。时珍

【发明】[时珍曰] 紫荆气寒味苦，色紫性降，入手、足厥阴血分。寒胜热，苦走骨，紫入营。故能活血消肿，利

小便而解毒。

扶桑

（《纲目》）

【释名】佛桑《霏雪录》朱槿《草木状》赤槿同日及

【集解】[时珍曰]扶桑产南方，乃木槿别种。其枝柯柔弱，叶深绿，微涩如桑。其花有红、黄、白三色，红色尤贵，呼为朱槿。

叶及花

【气味】甘，平，无毒。

【主治】痈疽腮肿，取叶（或花）同白芙蓉叶、牛蒡叶、白蜜研膏傅之，即散。时珍

木芙蓉

（《纲目》）

【释名】地芙蓉《图经》木莲《纲目》华木《纲目》拒霜

【集解】[时珍曰]木芙蓉处处有之，插条即生，小木也。霜时采花，霜后采叶，阴干入药。

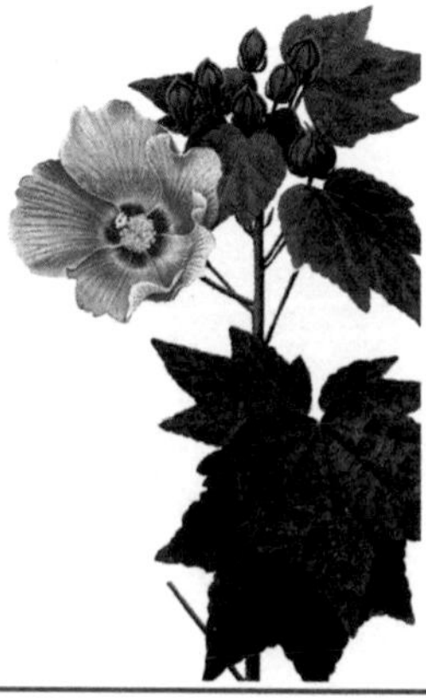

叶并花

【气味】微辛，平，无毒。

【主治】清肺凉血，散热解毒，治一切大小痈疽肿毒恶疮，消肿排脓止痛。时珍

【发明】[时珍曰]芙蓉花并叶，气平而不寒不热，味微辛而性滑涎黏，其治痈肿之功，殊有神效。

木棉

（《纲目》）

【释名】古贝《纲目》古终

【集解】[时珍曰]木棉有草、木二种。交广木棉，树大如抱。江南、淮北所种木棉，四月下种，茎弱如蔓，高者四五尺。

白棉及布

【气味】甘，温，无毒。

【主治】血崩金疮，烧灰用。时珍

子油（用两瓶合烧取沥）

【气味】辛，热，微毒。

【主治】恶疮疥癣。燃灯，损目。时珍

茯苓

（《本经》上品）

【释名】伏灵《纲目》茯菟《本经》松腴　不死面《记事珠》抱根者名茯神《别录》

【集解】[《别录》曰]茯苓、茯神生太山山谷大松下。二月、八月采，阴干。

【气味】甘，平，无毒。

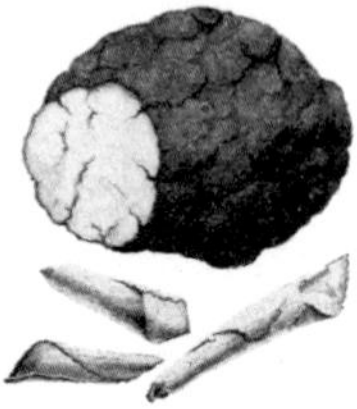

【主治】补五劳七伤，开心益志，止健忘，暖腰膝，安胎。大明止渴，利小便，除湿益燥，和中益气，利腰脐闲血。元素泻膀胱，益脾胃，治肾积奔豚。好古

赤茯苓

【主治】破结气。甄权泻心、小肠、膀胱湿热，利窍行水。时珍

茯神

【气味】甘，平，无毒。

【主治】补劳乏，主心下急痛坚满。人虚而小肠不利者，加而用之。甄权

琥珀

（《别录》上品）

【释名】江珠

【集解】[《别录》曰] 琥珀生永昌。[弘景曰] 旧说松脂沦入地千年所化，今烧之亦作松气。亦有中有一蜂形色如生者。

【气味】甘，平，无毒。

【主治】安五脏，定魂魄，杀精魅邪鬼，消瘀血，通五淋。《别录》止血生肌，合金疮。藏器清肺，利小肠。元素

【发明】[震亨曰] 古方用为利小便，以燥脾土有功。脾能运化，肺气下降，故小便可通。若血少不利者，反致其燥急之苦。

竹

（《本经》中品）

【集解】[颂曰] 竹处处有之，其类甚多，而入药惟篁竹、淡竹、苦竹三

种，人多不能尽别。

箽竹叶

【气味】苦，平，无毒。

【主治】咳逆上气，溢筋，急恶疡，杀小虫。《本经》

苦竹叶

【气味】苦，冷，无毒。

【主治】治不睡，止消渴，解酒毒，除烦热，发汗，疗中风喑哑。大明

淡竹叶

【气味】辛，平、大寒，无毒。

【主治】胸中痰热，咳逆上气。《别录》

箽竹根

【主治】作汤，益气止渴，补虚下气。《本经》消毒。《别录》

淡竹根

【主治】除烦热，解丹石发热渴，煮汁服。藏器消痰去风热，惊悸迷闷，小儿惊痫。大明

苦竹根

【主治】下心肺五脏热毒气，剉一斤，水五升，煮汁一升，分三服。孟诜

五、虫鳞介禽兽部

蜂蜜

（《本经》上品）

【释名】蜂糖俗名生岩石者名石蜜《本经》石饴同上岩蜜

【集解】[《别录》曰] 石蜜，生武都山谷、河源山谷及诸山石间，色白如膏者良。

【气味】甘，平，无毒。

【主治】心腹邪气，诸惊痫痓，安五脏诸不足，益气补中，止痛解毒，除众病。和百药。久服，强志轻身，不饥不老，延年神仙。《本经》治卒心痛及赤白痢，水作蜜浆，顿服一碗止；或以姜汁同蜜各一合，水和顿服。常服，面如花红。甄权

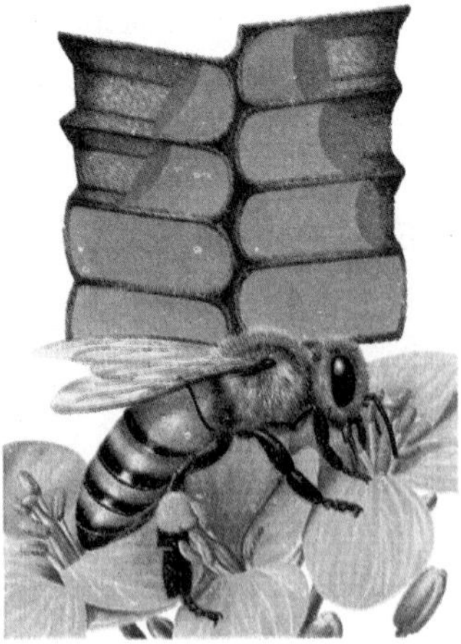

蜜蜂

（《本经》上品）

【释名】蜡蜂［时珍曰］蜂尾垂锋，故谓之蜂。

【集解】［《别录》曰］蜂子生武都山谷。［颂曰］今处处有之，即蜜蜂子也。在蜜脾中，如蚕蛹而白色。岭南人取头足未成者，油炒食之。

蜂子

【气味】甘，平、微寒，无毒。

【主治】头风，除蛊毒，补虚羸伤中。久服令人光泽，好颜色，不老。《本经》轻身益气，治心腹痛，面目黄。大人小儿腹中五虫从口吐出者。《别录》主丹毒风疹，腹内留热，利大小便涩，去浮血，下乳汁。妇人带下病。藏器

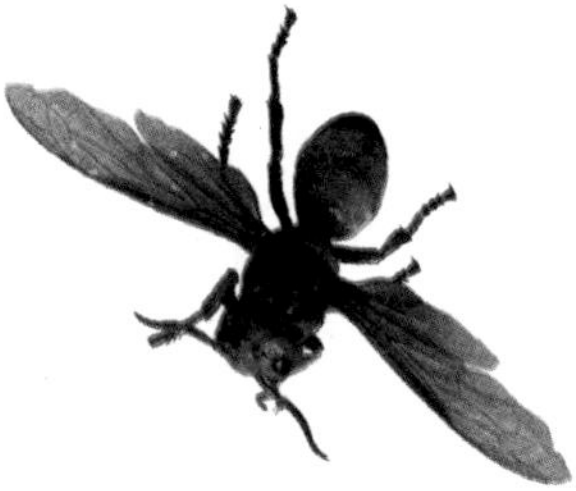

土蜂

（《别录》）

【释名】蜚零《本经》**蟺蜂　马蜂**

【集解】［《别录》曰］土蜂生武都山谷。［藏器曰］土蜂穴居作房，赤黑色，最大，螫人至死，亦能酿蜜，其子亦大而白。

蜂

【主治】烧末，油和，傅蜘蛛咬疮。

蜂子

【气味】甘，平，有毒。

【主治】痈肿。《本经》嗌痛。《别录》利大小便，治妇人带下。日华酒浸傅面，令人悦白。时珍

房

【主治】痈肿不消，为末，醋调涂之，干更易之，不入服食。《药性》疗疔肿疮毒。时珍

【附方】疔肿疮毒已笃者，二服即愈，轻者一服立效。用土蜂房一个，蛇蜕一条，黄泥固济，煅存性，为末。每服一钱，空心好酒下。少顷腹中大痛，痛止，其疮已化为黄水矣。《普济方》

大黄蜂

（《别录》）

【释名】黑色者名胡蜂《广雅》壶蜂《方言》玄瓠蜂　瓟瓡蜂

【集解】[颂曰]大黄蜂子，在人家屋上作房及大木间，瓟瓡蜂之子也。

蜂子

【气味】甘，凉，有小毒。

【主治】心腹胀满痛，干呕，轻身益气。《别录》治雀卵斑，面疱。余功同蜜蜂子。时珍

【附方】雀斑面疱七月七日取露蜂子，于漆碗中水酒浸过，滤汁，调胡粉傅之。《普济方》

蚕

（《本经》中品）

【释名】自死者名白僵蚕

【集解】[时珍曰]蚕，孕丝虫也，种类甚多，有大、小、白、乌、斑色之异。其虫属阳，喜燥恶湿，食而不饮。三眠三起，二十七日而老。

白僵蚕

【气味】咸、辛，平，无毒

【主治】小儿惊痫夜啼，去三虫，灭黑䵟，令人面色好，男子阴痒病。《本经》女子崩中赤白，产后余痛，灭诸疮瘢痕。为末，封疔肿，拔根极效。《别录》治口噤发汗，同白鱼、鹰屎白等分，治疮灭痕。《药性》

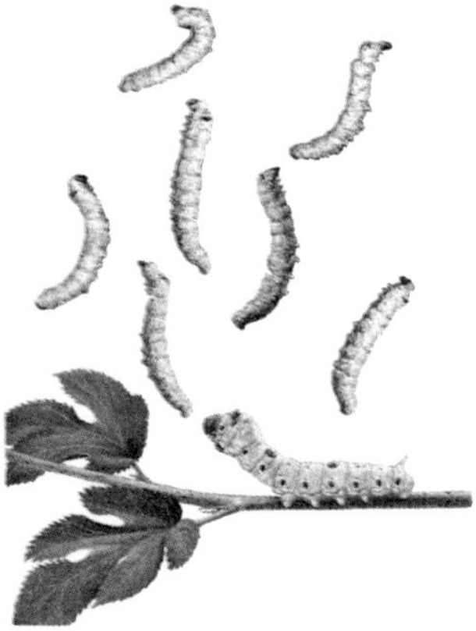

乌烂死蚕

【气味】有小毒。

【主治】蚀疮有根者，及外野鸡病，并傅之。白死者主白游疹，赤死者主赤游疹。藏器

蚕蛹

【主治】炒食，治风及劳瘦。研敷恶疮。大明为末饮服，治小儿疳瘦，长肌退热。煎汁饮，止消渴。时珍

蝎

（《开宝》）

【释名】主簿虫《开宝》杜伯《广雅》虿尾虫

【集解】[志曰] 蝎出青州，形紧小者良。

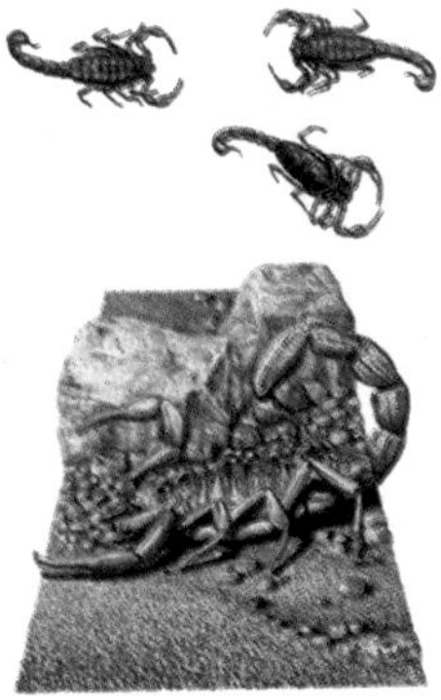

【气味】甘、辛，平，有毒。

【主治】诸风瘾疹，及中风半身不遂，口眼㖞斜，语涩，手足抽掣。《开宝》小儿惊痫风搐，大人痎疟，耳聋疝气，诸风疮，女人带下阴脱。时珍

【发明】[时珍曰] 蝎产于东方，色青属木，足厥阴经药也，故治厥阴诸病。

蚁

（《纲目》）

【释名】玄驹　蚍蜉

【集解】[时珍曰] 蚁，处处有之，有大、小、黑、白、黄、赤数种，穴居卵生。其居有等，其行有队，能知雨候，春出冬蛰。

独脚蚁

【主治】疔肿疽毒，捣涂之。藏器

蝇

（《纲目》）

【释名】[时珍曰]蝇飞营营，其声自呼，故名。

【集解】[时珍曰]蝇，处处有之。夏出冬蛰，喜暖恶寒。苍者声雄壮，负金者声清括，青者粪能败物。

【主治】拳毛倒睫，以腊月蛰蝇干研为末，以鼻频嗅之，即愈。时珍

【发明】[时珍曰]蝇，古方未见用者，近世《普济方》载此法，云出《海上名方》也。

天牛

（《纲目》）

【释名】天水牛《纲目》八角儿同上

【集解】[时珍曰]天牛，处处有之。大如蝉，黑甲光如漆，甲上有黄白点，甲下有翅能飞。

【气味】有毒。

【主治】疟疾寒热，小儿急惊风，及疔肿、箭镞入肉，去痣靥。时珍

【发明】[时珍曰]天牛、独角仙，《本草》不载，宋金以来方家用之。

萤火

（《本经》下品）

【释名】夜光《本经》景天　救火　挟火《吴普》宵烛《古今注》

【集解】[别录曰] 萤火生坎地池泽。七月七日取，阴干。

【气味】辛，微温，无毒。

【主治】明目。《本经》疗青盲。甄权小儿火疮伤，热气蛊毒鬼疰，通神精。《别录》

【发明】[时珍曰] 萤火能辟邪明目，盖取其昭幽夜明之义耳。

蟾蜍

（《别录》下品）

【释名】癞蛤蟆

【集解】[《别录》曰] 蟾蜍生江湖池泽。五月五日取东行者，阴干用。

【气味】辛，凉，微毒。

【主治】烧灰傅疮，立验。又治温病发斑困笃者，去肠，生捣食一二枚，无不瘥者。弘景治疳气，小儿面黄癖气，破症结。烧灰油调，傅恶疮。《日华》主小儿劳瘦疳疾，最良。苏颂治一切五疳八痢，肿毒，破伤风病，脱肛。时珍

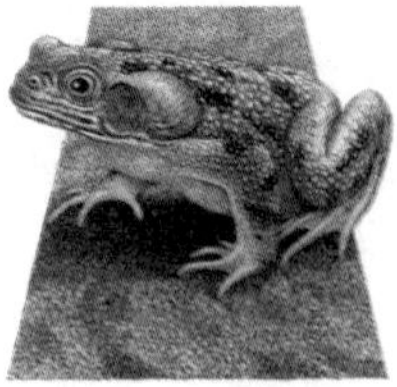

蜈蚣

（《本经》下品）

【释名】蒺藜《尔雅》天龙

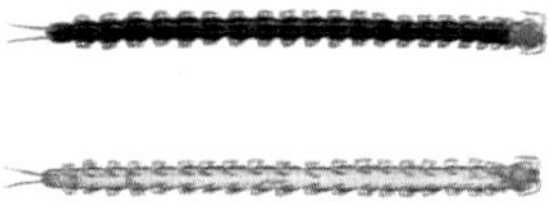

【集解】［别录曰］蜈蚣生太吴川谷及江南，头足赤者良。

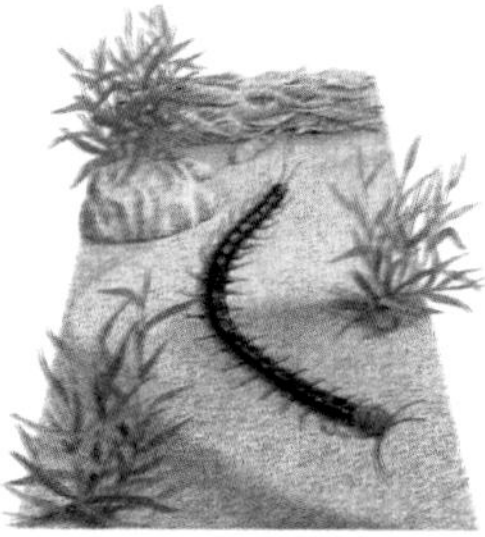

【气味】辛，温，有毒。

【主治】鬼疰蛊毒，啖诸蛇、虫、鱼毒，杀鬼物老精温疟，去三虫。《本经》疗心腹寒热积聚，堕胎，去恶血。《别录》小儿惊痫风搐，脐风口噤，丹毒秃疮瘰疬，便毒痔漏，蛇瘕蛇瘴蛇伤。时珍

蚯蚓

（《本经》下品）

【释名】土蟺《纲目》土龙《别录》地龙子《药性》

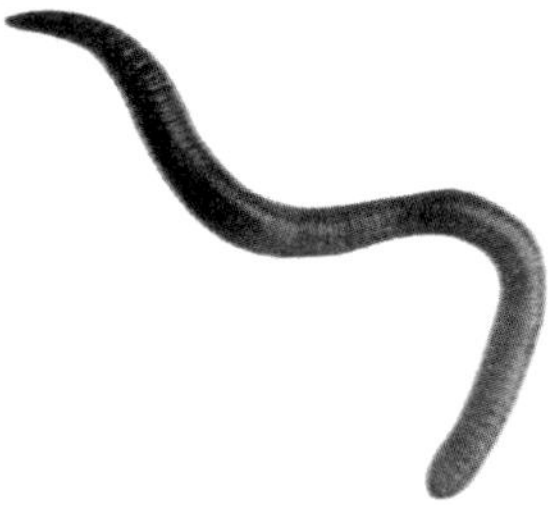

【集解】［《别录》曰］白颈蚯蚓生平土，三月取，暴干。

白颈蚯蚓

【气味】咸，寒，无毒。

【主治】蛇瘕，去三虫伏尸，鬼疰蛊毒，杀长虫。《本经》化为水，疗伤寒，伏热狂谬，大腹黄疸。《别录》温病，大热狂言，饮汁皆瘥。炒作屑，去蛔虫。去泥，盐化水，主天行诸热，小儿热病癫痫，涂丹毒，傅漆疮。藏器

守宫

（《纲目》）

【释名】壁宫苏恭壁虎时珍蝎虎苏恭

【集解】[时珍曰]守宫，处处人家墙壁有之，状如蛇医，而灰黑色，扁首长颈，细鳞四足，长者六七寸。

【气味】咸，寒，有小毒。

【主治】中风瘫痪，手足不举，或历节风痛，及风痓惊痫，小儿疳痢，血积成痞，疠风瘰疬，疗蝎螫。时珍

蛇蜕

（《本经》下品）

【释名】蛇皮甄权蛇壳俗名龙退《纲目》龙子衣《本经》龙子皮《别录》弓皮《本经》蛇符《本经》蛇筋《吴普》

【集解】[《别录》曰]生荆州川谷及田野，五月五日、十五日取之，良。

【气味】咸、甘，平，无毒。火熬之良。

【主治】大人五邪，言语僻越，止呕逆，明目。烧之疗诸恶疮。《别录》喉痹，百鬼魅。甄权辟恶去风杀虫。烧末服，治妇人吹奶，大人喉风，退目翳，消木舌。傅小儿重舌重腭，唇紧解颅，面疮月蚀，天泡疮。大人疔肿，漏疮肿毒。煮汤，洗诸恶虫伤。时珍

鲤鱼

（《本经》上品）

【释名】[时珍曰]鲤鳞有十字文理，故名鲤。虽困死，鳞不反白。

【集解】[《别录》曰]生九江池泽，取无时。

肉

【气味】甘，平，无毒。

【主治】煮食，治咳逆上气，黄疸，止渴。治水肿脚满，下气。《别录》煮食，下水气，利小便。时珍治上气，咳嗽喘促。《心镜》烧末，能发汗，定气喘咳嗽，下乳汁，消肿。米饮调服，治大人小儿暴痢。用童便浸煨，止反胃及恶风入腹。时珍

胆

【气味】苦，寒，无毒。

【主治】目热赤痛，青盲，明目。久服强悍，益志气。《本经》点眼，治赤肿翳痛。涂小儿热肿。甄权

青鱼

(《开宝》)

【集解】[颂曰]青鱼生江湖间,南方多有,北地时或有之,取无时。

肉

【气味】甘,平,无毒。

【主治】脚气湿痹。《开宝》同韭白煮食,治脚气脚弱烦闷,益气力。张鼎

胆

【气味】苦,寒,无毒。

【主治】点暗目,涂热疮。《开宝》消赤目肿痛,吐喉痹痰涎及鱼骨鲠,疗恶疮。时珍

鲫鱼

(《别录》上品)

【释名】鲋鱼

【集解】[时珍曰]鲫喜偎泥,不食杂物,故能补胃。冬月肉厚子多,其味尤美。

肉

【气味】甘,温,无毒。

【主治】合五味煮食,主虚羸。藏器合莼作羹,主胃弱不下食,调中益五

脏。合茭首作羹，主丹石发热。孟诜合小豆煮汁服，消水肿。炙油，涂妇人阴疳诸疮，杀虫止痛。酿白矾烧研饮服，治肠风血痢。时珍

胆

【主治】取汁涂疳疮、阴蚀疮，杀虫止痛。点喉中，止骨鲠竹刺不出。时珍

河豚

(《开宝》)

【释名】嗔鱼《拾遗》吹肚鱼俗气包鱼

【集解】[志曰]河豚，江淮河海皆有之。

【气味】甘，温，有毒。

【主治】补虚，去湿气，理腰脚，去痔疾，杀虫。《开宝》

肝及子

【气味】有大毒。

【主治】疥癣虫疮，用子同蜈蚣烧研，香油调，搽之。时珍

乌贼鱼

(《本经》中品)

【释名】墨鱼《纲目》

【集解】[《别录》曰]乌贼鱼生东海池泽，取无时。

肉

【气味】酸，平，无毒。

【主治】益气强志。《别录》益人，通月经。（大明）

骨（一名海螵蛸）

【气味】咸，微温，无毒。

【主治】惊气入腹，腹痛环脐，丈夫阴中肿痛，令人有子。又止疮多脓汁不燥。《别录》主女子血枯病，伤肝唾血下血，治疟消瘿。研末，傅小儿疳疮，痘疮臭烂，丈夫阴疮，汤火伤，跌伤出血。烧存性，酒服，治妇人小户嫁痛。同鸡子黄，涂小儿重舌、鹅口。同蒲黄末，傅舌肿。血出如泉，同槐花末吹鼻，止衄血。同银朱吹鼻，治喉痹。同白矾末吹鼻，治蝎螫疼痛。同麝香吹耳，治聤耳有脓及耳聋。时珍

虾

（《别录》下品）

【集解】[时珍曰]江湖出者大而色白，溪池出者小而色青。

【气味】甘，温，有小毒。

【主治】五野鸡病，小儿赤白游肿，捣碎傅之。孟诜作羹，治鳖瘕，托痘疮，下乳汁。法制，壮阳道；煮汁，吐风痰；捣膏，傅虫疽。时珍

海马

（《拾遗》）

【释名】水马

【集解】[藏器曰]海马出南海，形如马，长五六寸，虾类也。

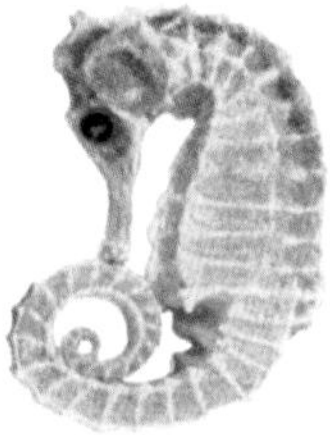

【气味】甘，温、平，无毒。

【主治】妇人难产，带之于身，甚验。临时烧末饮服，并手握之，即易产。藏器 主难产及血气痛。苏颂 暖水脏，壮阳道，消瘕块，治疔疮肿毒。时珍

【发明】[时珍曰]海马雌雄成对，其性温暖，有交感之义，故难产及阳虚房中术多用之。

水龟

（《本经》上品）

【释名】玄衣督邮

龟甲

【气味】甘，平，有毒。

【主治】惊恚气，心腹痛，不可久立，骨中寒热，伤寒劳复，或饥体寒热欲死，以作汤，良。久服，益气资智，使人能食。烧灰，治小儿头疮难燥，女子阴疮。《别录》

肉

【气味】甘、酸，温，无毒。

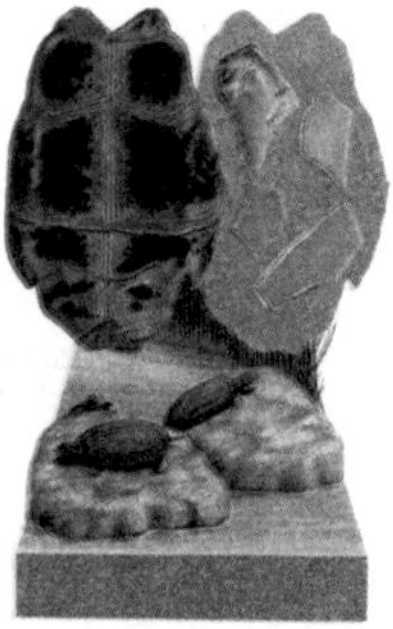

【主治】酿酒，治大风缓急，四肢拘挛，或久瘫缓不收，皆瘥。苏恭煮食，除湿痹风痹，身肿踒折。孟诜治筋骨疼痛及一二十年寒嗽，止泻血、血痢。时珍

血

【气味】咸，寒，无毒。

【主治】涂脱肛。甄权治打扑伤损，和酒饮之，仍捣生龟肉涂之。时珍

鳖

（《本经》中品）

【释名】团鱼俗名神守

鳖甲

【气味】咸，平，无毒。

【主治】宿食，症块痃癖，冷瘕劳瘦，除骨热，骨节间劳热，结实壅塞，下气，妇人漏下五色，下瘀血。甄权除老疟疟母，阴毒腹痛。劳复食复，斑痘烦喘，小儿惊痫，妇人经脉不通，难产，产后阴脱，丈夫阴疮石淋，敛溃痈。时珍

肉

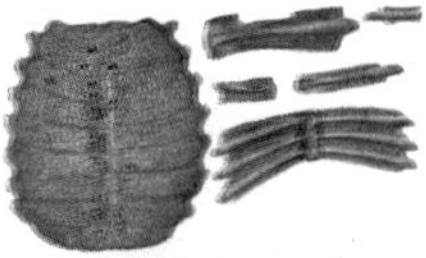

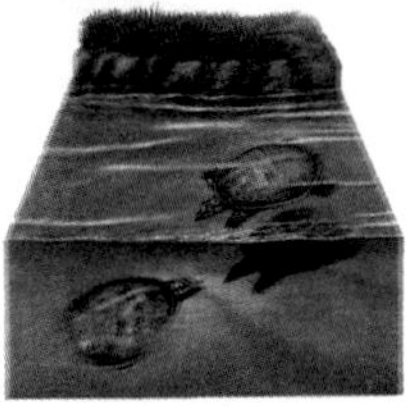

【气味】甘，平，无毒。

【主治】伤中益气，补不足。《别录》热气湿痹，腹中激热，五味煮食，当微泄。藏器 去血热，补虚，久食性冷。苏颂

蟹

（《本经》中品）

【释名】螃蟹《蟹谱》横行介士《蟹谱》无肠公子《抱朴子》

【集解】［《别录》曰］蟹生伊洛池泽诸水中，取无时。

蟹

【气味】咸，寒，有小毒。

【主治】解结散血，愈漆疮，养筋益气。《别录》散诸热，治胃气，理经脉，消食。以醋食之，利肢节，去五脏中烦闷气，益人。孟诜杀莨菪毒，解鳝鱼毒、漆毒，治疟及黄疸。捣膏涂疥疮、癣疮。捣汁，滴耳聋。时珍

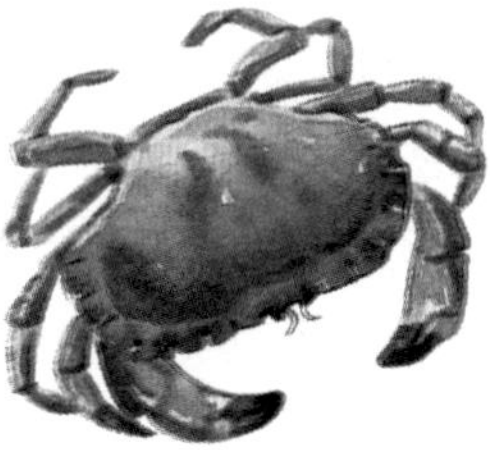

石蟹

【主治】捣傅久疽疮，无不瘥者。藏器

【附方】湿热黄疸蟹烧存性研末，酒糊丸如梧桐子大。每服五十丸，白汤下，日服二次。

《集简方》

盐蟹汁

【主治】喉风肿痛，满含细咽即消。时珍

牡蛎

（《本经》上品）

【释名】牡蛤《别录》蛎蛤《本经》

【集解】[别录曰] 牡蛎生东海池泽，取无时。

【气味】咸，平、微寒，无毒。

【主治】粉身，止大人、小儿盗汗。同麻黄根、蛇床子、干姜为粉，去阴汗。藏器化痰软坚，清热除湿，止心脾气痛，痢下赤白浊，消疝瘕积块，瘿疾结核。时珍

肉

【气味】甘、温，无毒。

【主治】煮食，治虚损，调中，解丹毒，妇人血气。以姜醋生食，治丹毒，酒后烦热，止渴。藏器

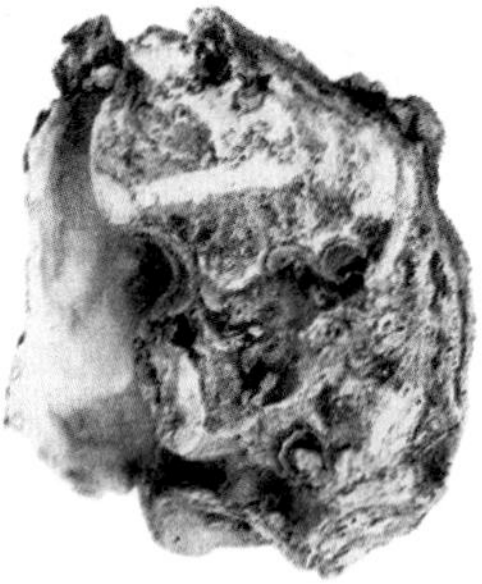

蚌

（宋《嘉祐》）

【集解】[弘景曰] 雀入大水为蜃，蜃即蚌也。

肉

【气味】甘、咸，冷，无毒。

【主治】明目除湿，主妇人劳损下血。藏器除烦，解热毒，血崩带下，痔瘘，压丹石药毒。以黄连末纳入取汁，点赤眼、眼暗。《日华》

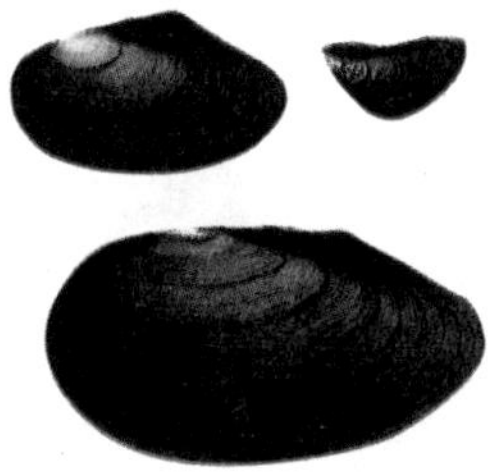

蚌粉

【气味】咸，寒，无毒。

【主治】诸疳，止痢并呕逆。醋调，涂痈肿。《日华》解热燥湿，化痰消积。止白浊带下痢疾，除湿肿水嗽，明目，搽阴疮湿疮。时珍

蛤蜊

（宋《嘉祐》）

【释名】[时珍曰] 蛤类之利于人者，故名。

肉

【气味】咸，冷，无毒。

【主治】润五脏，止消渴，开胃，治老癖为寒热，妇人血块，宜煮食之。禹锡煮食醒酒。弘景

蛤蜊粉

【气味】咸，寒，无毒。

【主治】热痰湿痰，老痰顽痰，疝气白浊带下。同香附末，姜汁调服，主心痛。震亨清热利湿，化痰饮，定喘嗽，止呕逆，消浮肿，利小便，止遗精白浊，心脾疼痛，化积块，解结气，消瘿核，散肿毒，治妇人血病。油调，涂汤火伤。时珍

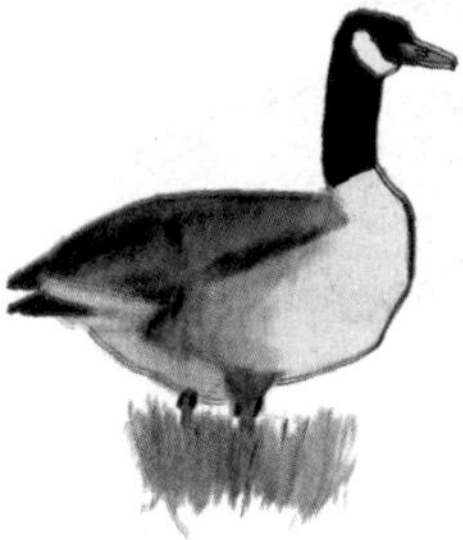

鹅

（《别录》上品）

【释名】家雁《纲目》舒雁

【集解】[时珍曰] 江淮以南多畜之，有苍、白二色，及大而垂胡者，并绿眼黄喙红掌。

白鹅膏

【气味】甘，微寒，无毒。

【主治】灌耳，治卒聋。《别录》润皮肤，可合面脂。《日华》涂面急，令人悦白。唇沈，手足皴裂，消痈肿，解礜石毒。时珍

肉

【气味】甘，平，无毒。

【主治】利五脏。《别录》解五脏热，服丹石人宜之。孟诜煮汁，止消渴。藏器

血

【气味】咸，平，微毒。

【主治】中射工毒者饮之，并涂其身。陶弘景解药毒。[时珍曰] 祈祷家多用之。

掌上黄皮

【主治】烧研，搽脚趾缝湿烂。焙研，油调，涂冻疮良。时珍

鹜

（《别录》上品）

【释名】鸭《说文》舒凫《尔雅》家凫《纲目》

肉

【气味】甘，冷，微毒。

【主治】补虚除客热，和脏腑，利水道，疗小儿惊痫。《别录》解丹毒，止热痢。《日华》头生疮肿。和葱、豉煮汁饮之，去卒然烦热。孟诜

血

【气味】咸，冷，无毒。

【主治】解诸毒。《别录》热饮，解野葛毒，已死者入咽即活。孟诜热血，解中生金、生银、丹石、砒霜诸毒，射工毒。又治中恶及溺水死者，灌之即活。蚯蚓咬疮，涂之即愈。时珍

胆

【气味】苦、辛，寒，无毒。

【主治】涂痔核，良。又点赤目初起，亦效。时珍

鸳鸯

（宋《嘉祐》）

【释名】黄鸭《纲目》匹鸟

肉

【气味】咸，平，有小毒。

【主治】诸瘘疥癣，以酒浸，炙令热，傅贴疮上，冷即易。《宋嘉祐》夫妇不和者，私与食之，即相爱怜。孟诜炙食，治梦寐思慕者。孙思邈

鸡

（《本经》上品）

【释名】烛夜

【集解】［时珍曰］鸡类甚多，五方所产，大小形色往往亦异。

丹雄鸡肉

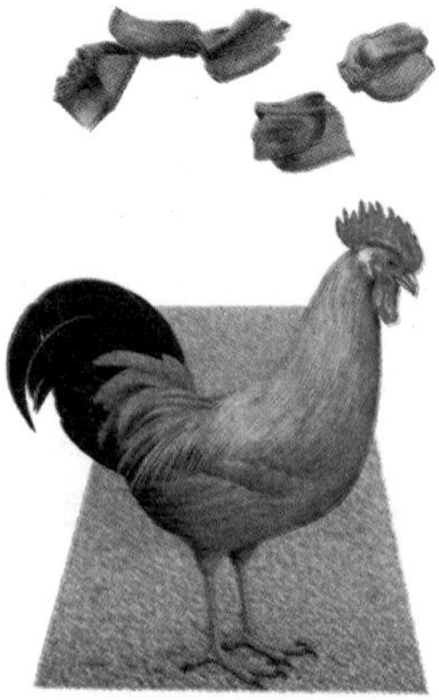

【气味】甘，微温，无毒。

【主治】女人崩中漏下赤白沃。通神，杀恶毒，辟不祥。补虚温中止血。《本经》能愈久伤乏疮不瘥者。《别录》补肺。孙思邈

白雄鸡肉

【气味】酸，微温，无毒。

【主治】下气，疗狂邪，安五脏，伤中消渴。《别录》调中除邪，利小便，去丹毒风。《日华》

乌雄鸡肉

【气味】甘，微温，无毒。

【主治】补中止痛。《别录》止肚痛，心腹恶气，除风湿麻痹，补虚羸。安胎，治折伤并痈疽。生捣，涂竹木刺入肉。《日华》

黑雌鸡肉

【气味】甘、酸，温、平，无毒。

【主治】作羹食，治风寒湿痹，五缓六急，安胎。《别录》安心定志，除邪辟恶气，治血邪，破心中宿血，治痈疽，排脓补新血，及产后虚羸，益色助气。《日华》

黄雌鸡肉

【气味】甘、酸、咸，平，无毒。

【主治】伤中消渴，小便数而不禁，肠澼泄痢。补益五脏，续绝伤，疗五劳，益气力。《别录》治产后虚羸，煮汁煎药服，佳。时珍

鸡冠血

【气味】咸，平，无毒。

【主治】乌鸡者，主乳难。《别录》治目泪不止，日点三次，良。孟诜丹鸡者，治白癜风。《日华》

鸡血

【气味】咸，平，无毒。

【主治】治剥驴马被伤，及马咬人，以热血浸之。白癜风、疬疡风，以雄鸡翅下血涂之。藏器热血服之，主小儿下血及惊风，解丹毒、蛊毒、鬼排阴毒，安神定志。

肝

【气味】甘，苦，温，无毒。

【主治】补肾，治心腹痛，安漏胎下血，以一具切，和酒五合服之。孟诜疗风虚目暗。治女人阴蚀疮，切片纳入，引虫出尽，良。时珍

鸽

（宋《嘉祐》）

【释名】鹁鸽《食疗》飞奴

【集解】[时珍曰] 处处人家畜之，亦有野鸽。名品虽多，大要毛羽不过青、白、皂、绿、鹊斑数色。

白鸽肉

【气味】咸，平，无毒。

【主治】解诸药毒，及人、马久患疥，食之立愈。嘉祐调精益气，治恶疮疥癣，风疮白癜，疬疡风。炒熟酒服。虽益人，食多恐减药力。孟诜

卵

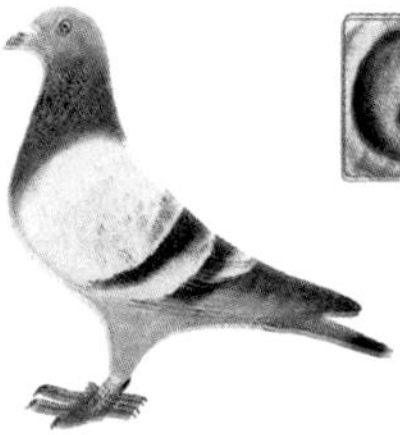

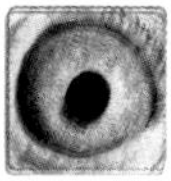

【主治】解疮毒、痘毒。时珍

【附方】预解痘毒小儿食之，永不出痘，或出亦稀。用白鸽卵一对，入竹筒封，置厕中，半月取出，以卵白和辰砂三钱，丸绿豆大。每服三十丸，三次饮下，毒从大小便出也。

豕

（《本经》下品）

【释名】猪《本经》豕同上彘

【集解】[颂曰]凡猪，骨细少筋多膏，大有重百余斤。食物至寡，畜养之，甚易生息。

豭猪肉

【气味】酸，冷，无毒。凡猪肉，苦，微寒，有小毒。江猪肉，酸，平，有小毒。豚肉，辛，平，有小毒。

【主治】疗狂病久不愈。《别录》压丹石，解热毒，宜肥热人食之。《拾遗》补肾气虚弱。《千金》

豭猪头肉

【气味】有毒。

【主治】同五味煮食，补虚乏气力，去惊痫五痔，下丹石，亦发风气。《食疗》

项肉

【主治】酒积，面黄腹胀。以一两切如泥，合甘遂末一钱作丸，纸裹煨香食之，酒下。当利出酒布袋也。时珍

脂膏

【气味】甘，微寒，无毒。

【主治】破冷结，散宿血。孙思邈利血脉，散风热，润肺。入膏药，主诸疮。苏颂杀虫，治皮肤风，涂恶疮。《日华》胎产衣不下，以酒多服，佳。徐之才

血

【气味】咸，平，无毒。

【主治】中风绝伤，头风眩运，及淋沥。苏恭卒下血不止，清酒和炒食之。思邈清油炒食，治嘈杂有虫。时珍压丹石，解诸毒。吴瑞

心

【气味】甘、咸，平，无毒。

【主治】惊邪忧恚。《别录》虚悸气逆，妇人产后中风，血气惊恐。思邈补血不足，虚劣。苏颂五脏：主小儿惊痫出汗。苏颂

肝

【气味】苦，温，无毒。

【主治】小儿惊痫。苏恭切作生，以姜、醋食，主脚气，当微泄。若先利，即勿服。藏器补肝明目，疗肝虚浮肿。时珍

肺

【气味】甘，微寒，无毒。

【主治】补肺。苏颂疗肺虚咳嗽，以一具竹刀切片，麻油炒熟，同粥食。又治肺虚嗽血，煮蘸薏苡仁末食之。时珍

肾

【气味】咸，冷，无毒。

【主治】理肾气，通膀胱。《别录》补膀胱水脏，暖膝，治耳聋。《日华》补虚壮气，消积滞。苏颂止消渴，治产劳虚汗，下痢崩中。时珍

肚

【气味】甘，微温，无毒。

【主治】补中益气止渴，断暴痢虚弱。《别录》补虚损，杀劳虫。酿黄糯米蒸捣为丸，治劳气，并小儿疳蛔黄瘦病。《日华》主骨蒸热劳，血脉不行，补羸助气，四季宜食。苏颂

肠

【气味】甘，微寒，无毒。

【主治】虚渴，小便数，补下焦虚竭。孟诜止小便。《日华》去大小肠风热，宜食之。苏颂润肠治燥，调血痢脏毒。时珍

胆

【气味】苦，寒，无毒。

【主治】伤寒热渴。《别录》骨热劳极消渴，小儿五疳杀虫。苏颂敷小儿头疮，治大便不通，以苇筒纳入下部三寸，灌之立下。藏器

舌

【主治】健脾补不足，令人能食，和五味煮汁食。孟诜

蹄

【气味】甘，咸，小寒，无毒。

【主治】煮汁服，下乳汁，解百药毒，洗伤挞诸败疮。《别录》滑肌肤，去寒热。苏颂煮羹，通乳脉，托痈疽，压丹石。煮清汁，洗痈疽，渍热毒，消毒气，去恶肉，有效。时珍

尾

【主治】腊月者，烧灰水服，治喉痹。和猪脂，涂赤秃发落。时珍

狗

（《本经》中品）

【释名】犬《说文》地羊

【集解】[时珍曰]狗类甚多，其用有三：田犬长喙善猎，吠犬短喙善守，食犬体肥供馔。凡本草所用，皆食犬也。

肉

【气味】咸、酸，温，无毒。

【主治】安五脏，补绝气，轻身益气。《别录》宜肾。思邈补胃气，壮阳道，暖腰膝，益气力。《日华》补五劳七伤，益阳事，补血脉，厚肠胃，实下焦，填精髓。和五味煮，空心食之。凡食犬不可去血，则力少不益人。孟诜

【附方】戊戌酒大补元气。用黄犬肉一只，煮一伏时，捣如泥，和汁拌炊糯米三斗，入麹如常酿酒。候熟，每旦空心饮之。《养老方》

蹄肉

【气味】酸，平。

【主治】煮汁，能下乳汁。《别录》

血

【气味】咸，温，无毒。

【主治】白狗血，治癫疾发作。乌狗血，治产难横生，血上抢心，和酒服之。《别录》补安五脏。《日华》热饮，治虚劳吐血，又解射罔毒。点眼，治痘疮入目。又治伤寒热病发狂见鬼及鬼掣病，辟诸邪魅。时珍

心

【主治】忧恚气，除邪。《别录》治风痹鼻衄，及下部疮，狂犬咬。《日华》

肝

【主治】肝同心捣，涂狂犬咬。又治脚气攻心，切生，以姜醋进之，取泄。先泄者勿用。藏器

胆

【气味】平，苦，有小毒。

【主治】明目。《本经》治刀箭疮。《日华》

骨

【气味】甘，平，无毒。

【主治】烧灰，疗下痢。生肌，敷马疮。《别录》煎汁，同米煮粥，补妇人，令有子。藏器烧灰，米饮日服，治休息久痢。猪脂调，敷鼻中疮。时珍

【附方】产后烦懑不食者。白犬骨烧研，水服方寸匕。《千金翼》桃李哽咽狗骨煮汤摩头上。《子母秘录》

羊

（《本经》中品）

【释名】羖　羝　羯

【集解】[时珍曰]生江南者为吴羊，头身相等而毛短。生秦晋者为夏羊，头小身大而毛长。

羊肉

【气味】苦、甘，大热，无毒。

【主治】暖中，字乳余疾，及头脑大风汗出，虚劳寒冷，补中益气，安心止惊。《别录》止痛，利产妇。思邈治风眩瘦病，丈夫五劳七伤，小儿惊痫。孟诜开胃健力。《日华》

【附方】羊肉汤（张仲景）治寒劳虚羸，及产后心腹疝痛。用肥羊肉一斤，水一斗，煮汁八升，入当归五两，黄芪八两，生姜六两，煮取二升，分四服。《胡洽方》无黄芪。《千金方》有芍药。《金匮要略》

头、蹄

【气味】甘，平，无毒。

【主治】风眩瘦疾，小儿惊痫。苏恭脑热头眩。《日华》安心止惊，缓中止汗补胃。治丈夫五劳骨蒸。热病后宜食之，冷病人勿多食。孟诜

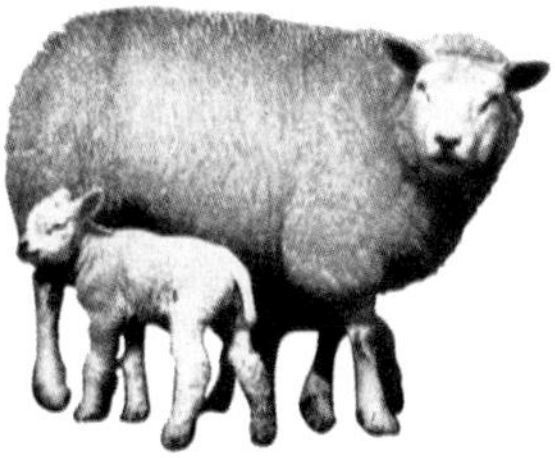

皮

【主治】一切风，及脚中虚风，补虚劳，去毛作羹食。孟诜湿皮卧之，散打伤青肿；干皮烧服，治蛊毒下血。时珍

脂

【气味】甘，热，无毒。

【主治】生脂，止下痢脱肛，去风毒，产后腹中绞痛。思邈熟脂，主贼风痿痹飞尸，辟瘟气，止劳痢，润肌肤，杀虫，治疮癣。入膏药，透肌肉经络，彻风热毒气。时珍

血

【气味】咸，平，无毒。

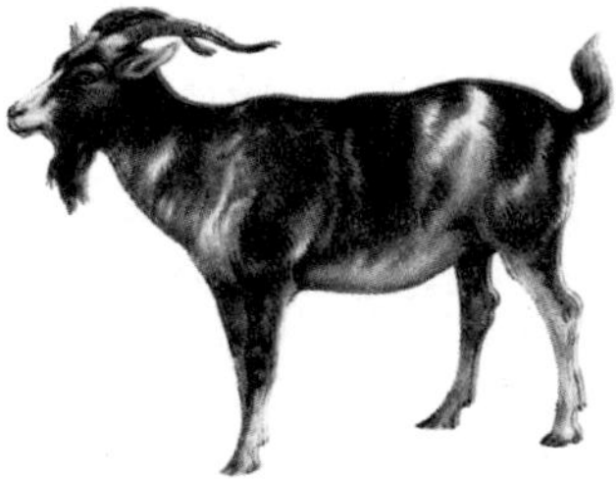

【主治】女人血虚中风，及产后血运，闷欲绝者，热饮一升即活。苏恭热饮一升，治产后血攻，下胎衣。治卒惊九窍出血。解莽草毒、胡蔓草毒，又解一切丹石毒发。时珍出《延寿诸方》

【附方】产后血攻或下血不止，心闷面青，身冷欲绝者。新羊血一盏饮之，三两服妙。梅师

乳

【气味】甘，温，无毒。

【主治】补寒冷虚乏。《别录》润心肺，治消渴。甄权疗虚劳，益精气，补肺、肾气，和小肠气。合脂作羹，补肾虚，及男女中风。张鼎利大肠，治小儿惊痫，含之治口疮。《日华》主心卒痛，可温服之。又蚰蜒入耳，灌之即化成水。孟诜解蜘蛛咬毒。

【附方】小儿口疮羊乳细滤入含之，数次愈。《小品方》面黑令白白羊乳三斤，羊胰三副，和捣。每夜洗净涂之，旦洗去。《总录》

髓

【气味】甘，温，无毒。

【主治】男子女人伤中、阴阳气不足，利血脉，益经气，以酒服之。《别录》却风热，止毒，久服不损人。孙思邈和酒服补血，主女人血虚风闷。孟诜润肺气，泽皮毛，灭瘢痕。时珍

【附方】肺痿骨蒸炼羊脂、炼羊髓各五两煎沸，下炼蜜及生地黄汁各五合，生姜汁一合，不住手搅，微火熬成膏。每日空心温酒调服一匙，或入粥食。《饮膳正要》目中赤翳白羊髓敷之。《千金》舌上生疮羊胫骨中髓，和胡粉涂之，妙。《圣惠方》

心

【气味】甘，温，无毒。

【主治】止忧恚膈气。《别录》补心。藏器

肺

【气味】同心。

【主治】补肺，止咳嗽。《别录》伤中，补不足，去风邪。思邈治渴，止小便数，同小豆叶煮食之。苏恭通肺气，利小便，行水解毒。时珍

【附方】咳嗽上气积年垂死。用莨菪子（炒）、熟羊肺（切曝）等分为末，以七月七日醋拌。每夜不食，空腹服二方寸匕，粥饮下。隔日一服。《千金方》水肿尿短青羖羊肺一具，微炸切曝为末，莨菪子一升，以三年醋渍一晬时出，熬令变色，捣烂，蜜丸梧子大。食后麦门冬饮服四丸，日三。小便大利，佳。《千金方》小便频数下焦虚冷也。羊肺一具（切）作羹，入少羊肉，和盐、豉食。不过三具效。《集验方》

肾

【气味】同心。

【主治】补肾气虚弱，益精髓。《别录》补肾虚耳聋阴弱，壮阳益胃，止小便，治虚损盗汗。《日华》合脂作羹，疗劳痢甚效。蒜、薤食之一升，疗症瘕。苏恭治肾虚消渴。时珍

【附方】肾虚精竭炮羊肾一双切，于豉汁中，以五味、米糅作羹、粥食。《心镜》五劳七伤阳虚无力。经验后方：用羊肾一对（去脂切），肉苁蓉一两（酒浸一夕去皮），和作

羹，下葱、盐、五味食。正要：治阳气衰败，腰脚疼痛，五劳七伤。用羊肾三对，羊肉半斤，葱白一茎，枸杞叶一斤，同五味煮成汁，下米作粥食之。

牛

（《本经》中品）

【集解】[藏器曰]牛有数种，《本经》不言黄牛、乌牛、水牛，但言牛尔。南人以水牛为牛，北人以黄牛为牛。牛种即殊，人用当别。

黄牛肉

【气味】甘，温，无毒。

【主治】安中益气，养脾胃。《别录》补益腰脚，止消渴及唾涎。孙思邈

【附方】腹中癖积黄牛肉一斤，恒山三钱，同煮熟。食肉饮汁，癖必自消，甚效。《笔峰杂兴》牛皮风癣每五更炙牛肉一斤食，以酒调轻粉敷之。《直指方》

水牛肉

【气味】甘，平，无毒。

【主治】消渴，安中益气，养脾胃。《别录》补虚壮健，强筋骨，消水肿，除湿气。藏器

【附方】水肿尿涩牛肉一斤熟蒸，以姜、醋空心食之。《心镜》手足肿痛伤寒时气，毒攻手足，肿痛欲断。牛肉裹之，肿消痛止。范汪方

头、蹄

【气味】凉。

【主治】下热风。孟诜

皮

【主治】水气浮肿，小便涩少，以皮蒸熟，切入豉汁食之。《心镜》

乳

【气味】甘，微寒，无毒。

【主治】补虚羸，止渴。《别录》养心肺，解热毒，润皮肤。《日华》冷补，下热气。和酥煎沸食，去冷气痃癖。藏器患热风人宜食之。孟诜老人煮食有益。入姜、葱，止小儿吐乳，补劳。思邈治反胃热哕，补益劳损，润大肠，治气痢，除疸黄，老人煮粥甚宜。时珍

【附方】风热毒气煎过牛乳一升，生牛乳一升，和匀。空腹服之，日三服。《千金方》下虚消渴心脾中热，下焦虚冷，小便多者。牛羊乳每饮三四合。《广利方》病后虚弱取七岁以下、五岁以上黄牛乳一升，水四升，煎取一升，稍稍饮，至十日止。《外台方》

血

【气味】咸，平，无毒。

【主治】解毒利肠，治金疮折伤垂死。又下水蛭，煮伴醋食，治血痢便血。时珍

髓

【气味】甘，温，无毒。

【主治】补中，填骨髓。久服增年。《本经》安五脏，平三焦，续绝伤，益气力，止泄痢，去消渴，皆以清酒暖服之。《别录》平胃气，通十二经脉。思邈润肺补肾，泽肌悦面，理折伤，擦损痛，甚妙。时珍

【附方】补精润肺壮阳助胃。用炼牛髓四两，胡桃肉四两，杏仁泥四两，山药末半斤，炼蜜一斤，同捣成膏，以瓶盛汤煮一日。每服一匙，空心服之。《瑞竹方》劳损风湿陆抗膏：用牛髓、羊脂各二升，白蜜、姜汁、酥各三升，煎三上三下，令成膏。随意以温酒和服之。《经心录》

肝

【主治】补肝明目。《别录》治疟及痢，醋煮食之。孟诜

肾

【主治】补肾气，益精。《别录》治湿痹。孙思邈

胆

【气味】苦，大寒，无毒。

【主治】可丸药。《本经》除心腹热渴，止下痢及口焦燥，益目精。《别录》腊月酿槐子服，明目，治疳湿弥佳。苏恭酿黑豆，百日后取出，每夜吞二七枚，镇肝明目。《药性》酿南星末，阴干，治惊风有奇功。苏颂除黄杀虫，治痈肿。时珍

【附方】谷疸食黄用牛胆(汁)一枚，苦参三两，龙胆草一两，为末，和少蜜丸梧子大。每姜汤下五十丸。《千金》男子阴冷以食茱萸纳牛胆中，百日令干。每取二七枚，嚼纳阴中，良久如火。《千金》

角

【气味】苦，寒，无毒。

【主治】水牛者燔之，治时气寒热头痛。《别录》煎汁，治热毒风及壮热。《日华》治淋破血。时珍

【附方】石淋破血牛角烧灰，酒服方寸匕，日五服。《总录》血上逆心烦闷刺痛。水牛角烧末，酒服方寸匕。《子母秘录》赤秃发落牛角、羊角烧灰等分，猪脂调涂。《普济方》

骨

【气味】甘，温，无毒。

【主治】烧灰，治吐血鼻洪，崩中带下，肠风泻血，水泻。《日华》治邪疟。烧灰同猪脂，涂疳疮蚀人口鼻，有效。时珍

【附方】鼻中生疮牛骨、狗骨烧灰，腊猪脂和敷。《千金》水谷痢疾牛骨灰同六月六日麹(炒)等分为末，饮服方寸匕，乃御传方也。张文仲方

马

(《本经》中品)

【集解】[《别录》曰]马出云中。[时珍曰]《别录》以云中马为良，云中

今大同府也。大抵马以西北方者为胜，东南者劣弱不及。

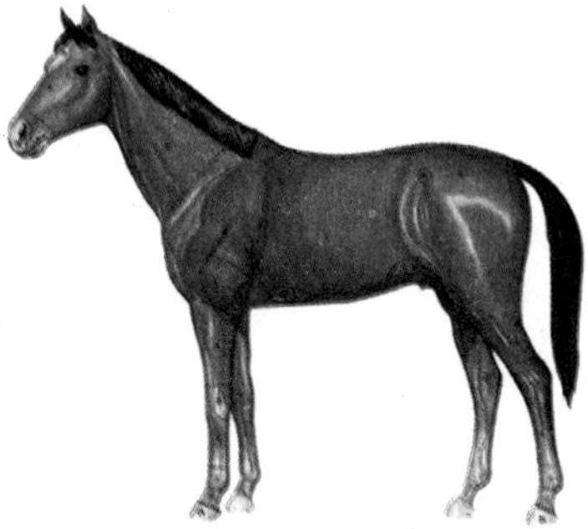

肉

【气味】辛、苦，冷，有毒。

【主治】伤中，除热下气，长筋骨，强腰脊，壮健，强志轻身，不饥。作脯，治寒热痿痹。《别录》煮汁，洗头疮白秃。时珍

【附方】豌豆疮毒马肉煮清汁，洗之。《兵部手集》

乳

【气味】甘，冷，无毒。

【主治】止渴，治热。《别录》作酪，性温，饮之消肉。苏恭

肺

【主治】寒热，小儿茎萎。

肝

【气味】有大毒。

【附方】月水不通心腹滞闷，四肢疼痛。用赤马肝一片炙研，每食前热酒调服一钱。通乃止。《圣惠方》

白马阴茎

【气味】甘，咸，平，无毒。

【主治】伤中，绝脉阴不起，强志益气。长肌肉肥健，生子。《本经》小儿惊痫。孟诜益丈夫阴气。

骨

【气味】有毒。

【主治】烧灰和醋，敷小儿头疮及身上疮。孟诜止邪疟。烧灰和油，敷小儿耳疮、头疮、阴疮、瘭疽有浆如火灼。敷乳头饮儿，止夜啼。时珍

【附方】辟瘟疫气绛袋盛马骨佩之，男左女右。《肘后方》

皮

【主治】妇人临产，赤马皮催生，良。孟诜治小儿赤秃，以赤马皮、白马蹄烧灰，和腊猪脂敷之，良。时珍

驴

(《唐本草》)

【集解】[时珍曰]驴性善驮负，有褐、黑、白三色，入药以黑者为良。

肉

【气味】甘，凉，无毒。

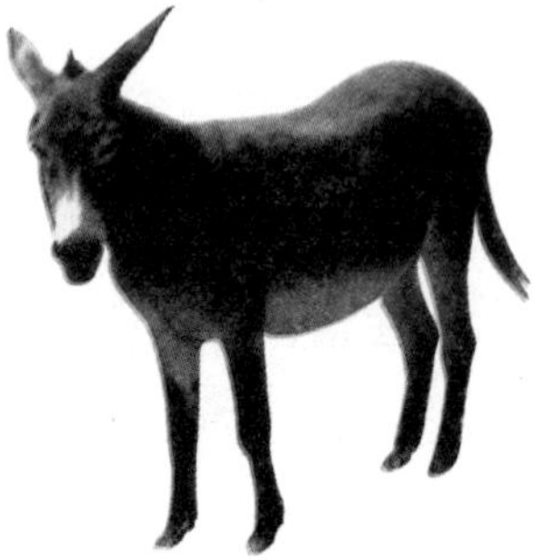

【主治】解心烦，止风狂。酿酒，治一切风。《日华》主风狂，忧愁不乐，能安心气。同五味煮食，或以汁作粥食。孟诜补血益气，治远年劳损，煮汁空心饮。疗痔引虫。时珍

脂

【主治】傅恶疮疥癣及风肿。《日华》和酒等分服，治卒咳嗽。和盐涂身体手足风肿。时珍

髓

【气味】甘，温，无毒。

【主治】耳聋。时珍

血

【气味】咸，凉，无毒。

【主治】利大小肠，润燥结，下热气。时珍

阴茎

【气味】甘，温，无毒。

【主治】强阴壮筋。时珍

皮

【主治】煎胶食之，治一切风毒、骨节痛，呻吟不止。和酒服更良。孟诜

胶食，主鼻洪吐血，肠风血痢，崩中带下。其生皮覆疟疾人，良。《日华》

骨

【主治】煮汤，浴历节风。孟诜牝驴骨煮汁服，治多年消渴极效。时珍

骡

（《食鉴》）

【集解】[时珍曰] 骡大于驴，而健于马，其力在腰。

肉

【气味】辛、苦，温，有小毒。

蹄

【主治】难产。烧灰，入麝香少许，酒服一钱。《普济方》

屎

【主治】打损，诸疮，破伤中风，肿痛。炒焦裹熨之，冷即易。时珍

驼

（《开宝》）

【集解】[《马志》曰] 野驼、家驼生塞北河西，其脂在两峰内，入药俱可。

驼脂

【气味】甘，温，无毒。

【主治】顽痹风瘙，恶疮毒肿死肌，筋皮挛缩。火炙摩之，取热气透肉。亦和米粉作煎饼食之，疗痔。《开宝》主虚劳风，有冷积者，以烧酒调服之。《正要》

肉

【气味】甘，温，无毒。

【主治】诸风下气，壮筋骨，润肌肤，主恶疮。大明

乳

【气味】甘，冷，无毒。

【主治】补中益气，壮筋骨，令人不饥。《正要》

山羊

（《日用本草》）

【释名】野羊《图经》羱羊［时珍曰］羊之在原野者，故名。

【集解】［弘景曰］山羊即《尔雅》羱羊，出西夏，似吴羊而大角。羌夷以为羚羊，角极长，惟一边有节。节亦疏大，不入药用。

肉

【气味】甘，热，无毒。

【主治】男人食之，肥软益人。治冷劳山岚疟痢，妇人赤白带下。苏颂疗

筋骨急强，虚劳益气。利产妇，不利时疾人。吴瑞

鹿

（《本经》中品）

【释名】斑龙

【集解】[时珍曰]鹿，处处山林中有之。马身羊毛，头侧而长，高脚而行速。牡者有角，夏至则解。大如小马，黄质白斑，俗称马鹿。牝者无角，小而无斑，毛杂黄白色，俗称麀鹿。

鹿茸

【气味】甘，温，无毒。

【主治】漏下恶血，寒热惊痫。益气强志，生齿不老。《本经》疗虚劳，洒洒如疟，羸瘦。四肢酸痛，腰脊痛。小便数利，泄精溺血。破瘀血在腹，散石淋痈肿，骨中热疽。安胎下气，杀鬼精物。久服耐老。《别录》

角

【气味】咸，温，无毒。

【主治】恶疮臃肿，逐邪恶气留血在阴中。除少腹血痛，腰脊痛，折伤恶血，益气。《别录》猫鬼中恶，心腹疼痛。苏恭

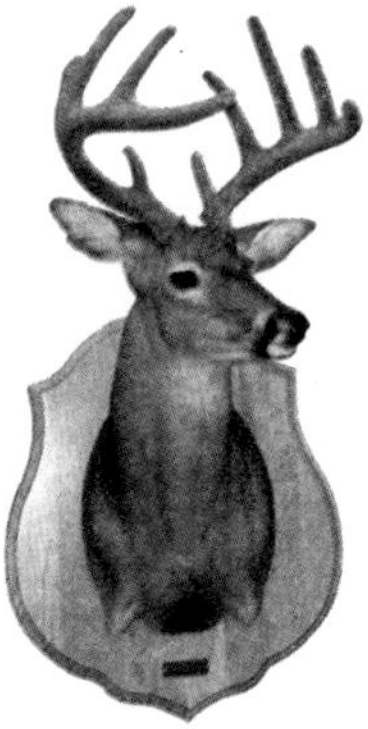

骨

【气味】甘，微热，无毒。

【主治】安胎下气，杀鬼精物，久服耐老，可酒浸服之。孟诜作酒，主内虚，续绝伤，补骨除风。思邈烧灰水服，治小儿洞注下痢。

肉

【气味】甘，温，无毒。

【主治】补中，益气力，强五脏。生者疗中风口僻，割片薄之。《别录》补虚瘦弱，调血脉。孟诜养血生容，治产后风虚邪僻。时珍